ESPECIAS PARA QUEMAR GRASA Y REMEDIOS CASEROS

Descubre Cuáles Especias y Remedios Caseros te
Ayudarán a Bajar los Kilos Rapidamente

GRAYSON CHANDLER

información se realiza sin contrato y sin ningún tipo de garantía endosada.

El uso de marcas comerciales en este documento carece de consentimiento, y la publicación de la marca comercial no tiene ni el permiso ni el respaldo del propietario de la misma.

Todas las marcas comerciales dentro de este libro se usan solo para fines de aclaración y pertenecen a sus propietarios, quienes no están relacionados con este documento.

Índice

Introducción

Perder peso puede ser un desafío, todos los que lo han probado lo saben. Las dietas estrictas o extremas son en realidad el camino equivocado de todos modos, ya que son la causa de la pérdida de peso a largo plazo y para mantener la forma, la dieta debe adaptarse y optimizarse. Dado que las personas son criaturas de hábitos y enfrentan el desafío de reestructurar partes importantes de sus vidas al cambiar su dieta, la pérdida de peso a menudo no es una tarea fácil.

Algunas personas siempre están buscando pequeños ayudantes que les ayuden con esa perdida de peso y que les ayuden a mantenerse delgados a largo plazo. Esperemos que ahora la mayoría de la gente sea consciente de que no existe una poción mágica para perder peso. Las falsas promesas publicitarias, por desgracia, abusan de las esperanzas y la confianza de los clientes.

Pero en casi todas las dietas todavía hay algunas cosas que optimizar.

Las especias y muchas de las recetas que te voy a presentar pueden ser particularmente buenos ayudantes para una pérdida de peso saludable y una línea delgada permanente.

Este libro ofrece una visión del mundo de las especias de forma estructurada y con palabras comprensibles para muchas personas. Muchos libros contienen un número excepcionalmente grande de especias y, por lo tanto, puede abrumar fácilmente al lector, ya que un profano no sabe al final qué debe elegir y usar. Por este motivo, en este cuadernillo se presentan varias especias y otro tipo de remedios de forma comprensible, de manera que se preselecciona la selección de las especias y los remedios adecuados, y el lector puede probar cuál prefiere. No a todos les gusta el cilantro o la canela, y esto está perfectamente bien porque hay suficientes tipos de especias para todos.

Lo ideal es que este libro te acompañe durante toda tu vida y mejoren tu calidad de vida, después de todo, ¡hacer dieta tiene que ser divertido y sabroso!

Esta descripción general no fue escrita por un médico, sino por una asesora de salud y entrenadora de nutrición con años de experiencia, también en lo que respecta a su propio cuerpo. No se pueden hacer promesas médicas de curación, y lo que vamos a presentar no reemplaza una dieta saludable en general, pero contribuyen a ella y tienen un efecto de apoyo.

Cuánto y qué tan rápido una persona pierde peso es muy individual. Cada cuerpo humano es un poco diferente, pero las reglas básicas son las mismas, porque todos pertenecemos a la especie humana. Ni las especias ni los diferentes remedios caseros son una cura milagrosa que, para decirlo sin rodeos, provoquen una pérdida de peso de diez kilos de la noche a la mañana.

Pero con el tiempo, muchos de ellos han demostrado ser muy promotores de la salud y estimulantes del metabolismo.

Como en todo, la dosis hace el veneno. Todo lo que presentemos debe disfrutarse con moderación. Tomar o comer mucho no siempre ayuda. También debes acostumbrarte lentamente a todo lo nuevo para que tu cuerpo pueda adaptarse a los cambios.

Si tienes enfermedades crónicas, si tomas medicamentos regularmente, si estás embarazada o si estás amamantando a un niño, primero debes hablar con el médico a cargo y coordinar la dosis óptima de las respectivas especias y de los respectivos remedios.

También a lo largo del libro te hablaré de los diferentes trastornos alimenticios que existen y que tan peligroso puede llegar a ser. De igual forma te sugeriré diferentes comidas como en el desayuno y en la cena para que tengas opciones fáciles y saludables una vez que comiences con esta aventura.

Recuerda que es muy importante mantener una mente sana, en uno de los capítulos te hablare de como afecta a nuestra mente el bajar de peso y que podemos hacer para ir aceptando poco a poco los cambios.

Y ahora, ¡comencemos el camino hacia tu bienestar!

Especias Que Te Ayudan A
Quemar Grasa

1. Polvo de ashwagandha y gránulos de ashwagandha

LA ASHWAGANDHA PERTENECE a la familia de las solanáceas y es conocida por muchos nombres diferentes: el nombre botánico es "withania somnifera". Sin embargo, la ashwagandha se conoce coloquialmente como cereza de invierno o como ginseng indio. Ashwagandha puede hacerte sentir con más energía y mejorar tu concentración.

Desafortunadamente, ashwagandha es bastante desconocida en el mundo occidental. Esta planta se ha utilizado para la promoción de la salud durante más de tres mil años, especialmente en la medicina ayurvédica. Ocurre principalmente en el sureste de Asia y África.

· · ·

Es posible que hayas escuchado que el estrés puede hacerte engordar o mantenerte gordo.

Esto se debe a la hormona del estrés, el cortisol, que hace que el nivel de azúcar en la sangre aumente con bastante rapidez. Los altos niveles de cortisol liberan más glucosa y ácidos grasos, lo que por supuesto es contraproducente cuando se quiere perder peso. Además, demasiado cortisol también es catabólico de proteínas. En palabras sencillas: se dificulta la construcción de músculo. Esto significa que se almacena más grasa y se inhibe el crecimiento muscular, ¡el doble de malo para la pérdida de peso! Por lo tanto, no solo debes cuidar tu salud para minimizar los factores de estrés y lograr una salud mental además de la física, sino también para facilitar tu pérdida de peso.

La ashwagandha no te cansa, pero tiene un efecto relajante. Por eso, por ejemplo, también funciona para los problemas de conciliación del sueño. La ashwagandha también se puede usar contra el pánico, el miedo y la ansiedad.

La ashwagandha contiene los llamados adaptógenos. Estos funcionan muy bien contra el estrés y la ansiedad. A medida que disminuye tu nivel de estrés, lógicamente aumenta el rendimiento de tu cuerpo y puedes perder peso más fácilmente.

. . .

También puede ayudar a equilibrar los niveles de azúcar en la sangre y el cuerpo libera menos cortisol.

Por ejemplo, un estudio publicado en 2017, mostró que la ashwagandha puede reducir tanto el peso corporal como los niveles de cortisol. El estudio examinó a 52 hombres, todos con sobrepeso y estrés permanente.

Estos hombres se dividieron en dos grupos: un grupo recibió ashwagandha dos veces al día, un grupo (el grupo de control) recibió un placebo. El estudio se llevó a cabo durante ocho semanas y, al final, se concluyó que el peso corporal y el nivel de estrés del grupo de ashwagandha eran más bajos en comparación con el grupo de control.

Es cierto que la ashwagandha no es exactamente sabrosa. El sabor de la misma es muy amargo y terroso. Con la ashwagandha, por ejemplo, puedes hacer un "latte macchiato". Para ello, simplemente calienta una taza de leche vegetal (por ejemplo, leche de almendras, leche de avena o leche de anacardo), añade una cucharadita de ashwagandha en polvo y endulza la bebida como quieras. El jarabe de arce o el jarabe de agave son buenos edulcorantes para esto. Idealmente, agrega un poco de canela como desees, porque esto hace que el café con leche sea bastante navideño y también apoya maravillosamente las funciones de tu cuerpo. Todo lo que necesitas saber sobre la canela lo vas a poder encontrar más adelante.

· · ·

Si aún no estás satisfecho con el sabor, simplemente puedes tomar la ashwagandha como suplemento dietético. El polvo puro es particularmente adecuado, tanto así que se puede disolver en agua y bébelo rápidamente, o usa gránulos o cápsulas que contengan ashwagandha.

Ashwagandha-Latte-Macchiato

Sugerencia de receta

Ingredientes:

- 200-250 ml de leche de almendras o leche de anacardos, alternativamente leche de avena.
- 1 cucharadita de jarabe de agave o sirope de arce como edulcorante.
- 1/2 cucharadita de Ashwagandha en polvo.
- 1 cucharadita de canela en polvo.

Instrucciones:

- Primero calentamos la leche vegetal en una olla en la estufa.
- Cuando la leche esté tibia, puedes agregar lentamente la ashwagandha, la canela y el edulcorante.
- Revuelve bien por un minuto.

- Opcionalmente, puedes usar un espumador de leche para hacer la bebida más cremosa.

2. Pimienta negra

La pimienta negra es una de las especias más populares del mundo y la más comercializada a nivel mundial. Con razón, porque la pimienta negra ofrece muchos beneficios para el sabor y la salud. Aunque la pimienta negra también contiene muchas vitaminas y minerales, su ingrediente más valioso es la llamada piperina, que es un alcaloide. La proporción de piperina en la pimienta negra suele oscilar entre el 4 y el 10 por ciento. La piperina es también la razón por la cual la pimienta negra es picante.

La piperina es extremadamente buena para la digestión, ya que aumenta la cantidad de enzimas digestivas en el páncreas.

Además, cada vez se produce más jugo gástrico y saliva.

Lo ideal es consumir pimienta negra junto con la cúrcuma y viceversa, ya que estas dos especias no solo se complementan muy bien, sino que también se benefician mutuamente en su modo de acción. Mientras que la piperina es el ingrediente más valioso de la pimienta negra, el curcomin es el ingrediente más importante de la cúrcuma. La curcumina se absorbe mucho mejor en el intestino si la piperina está involucrada y promueve la absorción.

La piperina también puede garantizar una mayor producción de beta endorfinas. Esto no solo mejora la capacidad de aprendizaje y el rendimiento general del cerebro, sino que también hace que las personas se sientan más felices y eufóricas. Otra razón de esto es que la piperina puede mejorar los efectos del 5-HTP. Esta es una molécula que se usa en el cuerpo para producir serotonina, y se sabe que la serotonina es la "hormona de la felicidad" que alegra a las personas.

Las endorfinas beta también reducen la sensación de estrés. El estrés es venenoso para la pérdida de peso: por un lado, la hormona del estrés cortisol asegura que la quema de grasa se inhibe si el nivel es demasiado alto. Por otro lado, las personas 'eufóricas' suelen ser más activas físicamente y tienen más impulso y energía que las personas que sufren estrés, en el peor de los casos, estrés mental crónico.

Pasta en salsa carbonara

Sugerencia de receta

. . .

Ingredientes:

- 500 gramos de espagueti.
- 100 gramos de panceta. Lo tradicional es utilizar guanciale pero no suele ser fácil de encontrar.
- 3 huevos.
- 70 gramos de queso parmesano, pecorino o grana padano.
- Sal y pimienta negra recién molida.

Instrucciones:

- Pon agua a cocer en una olla, suficiente para que cubra la pasta de sobra, y una cucharadita de postre de sal.
- Cuando hierva, añade los espaguetis y, cuando vuelva a hervir, cuécelos durante los minutos que muestre el paquete (en este caso son 9 minutos). Cuando esté lista, escúrrela.
- Corta la panceta en tiritas finas y, en una sartén antiadherente en la que después te quepa toda la pasta, saltéala a fuego medio hasta que se dore un poco. Reserva.
- En un bol bate los huevos, ralla el queso y añádelo, y también la pimienta negra molida. Mezcla bien para que se fusione todo.
- Ahora es cuando viene el verdadero truco para elaborar la perfecta carbonara: cuando los espaguetis estén listos y sigan bien calientes

tras su cocción, échalos a la sartén con la panceta (el fuego estará ya apagado), remueve bien durante un minuto, y a continuación añade la mezcla de huevos y queso y remueve suavemente para que impregne bien toda la pasta. De esta forma, el propio calor de los espaguetis hará que el huevo se cuaje ligeramente y el resultado quede cremoso pero no crudo.

3. Cardamomo

La planta de cardamomo pertenece a la familia del jengibre. Sin embargo, a diferencia del jengibre "normal", la raíz o el bulbo no se utilizan para la extracción de la especia. La especia de cardamomo está hecha de las semillas secas de la planta de cardamomo. El nombre proviene del término latino: cardamomum. El cardamomo verde en particular lleva el nombre latino Elettaria cardamomum.

Un error común es la ortografía incorrecta de la especia: el término 'cardamon' a menudo se usa erróneamente en lugar de 'cardamoma', algunas veces incluso en la literatura y en cursos en línea sobre la ciencia de las especias. 'Cardamomo' es la única ortografía correcta.

. . .

Por un lado está el cardamomo verde y por otro lado está el cardamomo negro. El cardamomo verde es originario principalmente de India, Sri Lanka, Vietnam o Tailandia. El cardamomo negro, sin embargo, se puede encontrar principalmente en Nepal y China.

El cardamomo es de gran importancia para la medicina ayurvédica porque contiene muchos antioxidantes, pero también grandes cantidades de hierro y aceites esenciales. Por lo tanto, el cardamomo se usa, por ejemplo, contra los resfriados, las enfermedades respiratorias, la indigestión, pero también contra los trastornos menstruales.

El hecho de que el cardamomo estimula la digestión beneficia naturalmente el deseo de perder peso. Además, el cardamomo también estimula el metabolismo y puede acelerar el flujo de bilis. Dado que la vesícula biliar funciona mejor, se pueden descomponer más células grasas.

El cardamomo se usa de muchas maneras en la cocina. Definitivamente es una parte indispensable de los platos indios. Pero también se usa a menudo para galletas navideñas y, en general, para productos horneados. El cardamomo también se usa en curry, platos de arroz, platos de cuscús, sartenes de verduras y mucho más. Además, a algunas personas les gusta en el café o, por supuesto, en el té. El más conocido es el 'chai indio'.

Como el cardamomo es una especia tan fina y tiene que cosecharse a mano, es más caro que, por ejemplo, la canela. Dado que la cosecha es bastante compleja, esto debe reflejarse en el precio. Junto con el azafrán, el cardamomo es una de las especias más caras.

El sabor del cardamomo es aromático, pero también un poco picante y dulce. Si no hay cardamomo disponible, se puede reemplazar con una mezcla de nuez moscada y canela.

Galletas de cardamomo

Sugerencia de receta

Ingredientes:

- 100 gramos de mantequilla sin sal atemperada
- 50 gramos de azúcar moreno
- 1 Yema de huevo
- 180 gramos de harina de repostería
- 1 (cucharadita) de cardamomo

- 1 (cucharadita) de canela molida
- 1 pizca de sal
- 100 gramos de azúcar glass
- Zumo de limón necesario

Instrucciones:

- Batir con ayuda de una batidora de varillas la mantequilla ablandada con el azúcar moreno y la yema de huevo, hasta que quede una crema pálida. Añadir la harina, el cardamomo, la canela y la sal, y trabajar la masa hasta conseguir una textura suave y homogénea. Tapar con film y dejar enfriar una hora en la nevera.
- Precalentar el horno a 180°C y preparar unas bandejas. Tomar la mitad de la masa y estirarla con ayuda de un rodillo hasta dejar un grosor de, aproximadamente, medio centímetro. Extraer las galletas usando el cortador deseado y distribuirlas sobre las bandejas.
- Hornear durante unos 15-18 minutos, hasta que se hayan dorado. Dejarlas enfriar totalmente sobre una rejilla. Para el glaseado, tamizar el azúcar glasé en un cuenco y añadir zumo de limón poco a poco, mezclando hasta conseguir una textura densa, espesa. Pintar las galletas al gusto y dejar secar totalmente.
- Como casi todas las pastas caseras, estas

galletas de cardamomo y canela pueden apetecer a cualquier hora, aunque recomiendo degustalas a media tarde o a la hora del café, o acompañando un té o una infusión. Su aroma especiado se disfruta aún más si se toman en un día lluvioso.

4. **Pimienta de Cayena**

La pimienta de Cayena está hecha de vainas de chile molidas. Se elabora con chiles del tipo 'cayena' y se utilizaba hace casi seiscientos años para dar sabor y sustituir a la pimienta negra, por ejemplo. El nombre es engañoso, porque la pimienta de cayena no se obtiene de una planta de pimienta, sino de los chiles que pertenecen a la familia de las solanáceas. El nombre botánico de la pimienta de cayena es Capsicum frutescens.

El ingrediente que hace que la pimienta de cayena sea tan picante se llama capsaicina.

Esta sustancia es un verdadero todoterreno. Por ejemplo, la capsaicina puede reducir los niveles de azúcar en la sangre y es un antioxidante excepcionalmente bueno. Además, el consumo de las especias picantes estimulan la liberación de endorfinas y, por lo tanto, pueden fortalecer la mente.

. . .

Debido a que la pimienta de cayena es extremadamente picante, la temperatura corporal aumenta. Como resultado, el metabolismo se acelera y la quema de grasa también se incrementa.

Además, la pimienta de cayena, o más bien la capsaicina que contiene, puede frenar el apetito.

La pimienta de cayena se puede comer o tomar como suplemento todos los días sin duda. Si te preocupa que la pimienta de cayena pueda afectar tu estómago, puedes estar tranquilo, porque la pimienta de cayena puede incluso tener un efecto protector en el estómago y ayudar contra los problemas digestivos. Por supuesto, alguien que a menudo come comida picante puede comenzar con una dosis más alta que alguien que no está acostumbrado a la comida picante o que no puede tolerarla. Las células del gusto se acostumbran poco a poco a la comida picante y con el tiempo se puede tolerar mejor.

La pimienta de cayena se puede agregar a muchos platos. Va especialmente bien con la comida mexicana e india, por supuesto. En general, sin embargo, puedes condimentar casi todos los platos con pimienta de cayena: salsas, verduras fritas, arroces, sopas, etc.

En realidad, solo es responsable del picante de un plato en particular y no tiene un sabor penetrante propio. Por ello, la pimienta de cayena se puede combinar muy bien con muchas otras especias como el orégano o la paprika.

Si no te gustan los platos picantes, también puedes cambiar a pimienta de cayena en cápsulas. Sin embargo, sería mejor sentir el 'calor' en la boca, para sazonar los platos con pimienta de cayena. De esa manera, la producción de energía del cuerpo puede aumentar ligeramente y quemarás algunas calorías adicionales.

Chocolate caliente con pimienta de cayena

Sugerencia de receta

Ingredientes:

- 600 ml de leche de origen vegetal (p. ej., de leche de almendras, leche de marañón o leche de avena).
- 100 gramos de chocolate amargo (idealmente sin lactosa).
- $\frac{1}{8}$ de cucharadita de pimienta de Cayena.
- $\frac{1}{4}$ de cucharadita de canela.

- 2 cucharaditas de azúcar de caña en bruto.

Instrucciones:

- Primero calientas la leche vegetal hasta que casi hierva.
- Luego agregas el chocolate negro y deja que se derrita en la leche vegetal. Debes revolver constantemente.
- Cuando el chocolate se haya derretido, agrega el azúcar de caña, la canela y la pimienta de cayena. ¡Disfrútalo caliente!

5. Canela

El nombre botánico de la canela es Cinnamomum verum. La especia se obtiene de la corteza de varios tipos de árboles de canela. Estos crecen en áreas tropicales. Al cosechar, se cortan las ramas del canelo y luego se seca la corteza. ¡Y obtienes... palitos de canela! Los árboles se cultivan principalmente en Sri Lanka, China, Vietnam e Indonesia.

La canela es capaz de reducir tanto el azúcar en la sangre como los niveles de colesterol. Los efectos positivos sobre los niveles de azúcar en sangre fueron probados científicamente hace casi veinte años. Entonces, no hay duda de eso. Sin embargo, esto generalmente requiere una ingesta diaria regular durante un período de tiempo más prolongado, al menos durante dos o tres semanas.

La canela también puede aumentar tu metabolismo. Una cucharadita de canela al día, ya sea en un plato dulce como las gachas (en inglés porridge) o simplemente sola, es muy beneficiosa para la salud y la pérdida de peso, y también tiene un sabor delicioso.

La canela mantiene bajo el nivel de insulina y, por lo tanto, se reducen las reservas de grasa. Con un alto nivel de insulina, por otro lado, el cuerpo se aferraría a las células grasas ya que no tendrían que ser eliminadas para obtener energía.

Otro aspecto que beneficia la pérdida de peso es que la canela actúa como una especia cálida. El efecto aquí es comparable al de las especias picantes de este libro. El cuerpo quema más calorías a través de la llamada termogénesis, es decir, a través de la producción de calor.

La mayoría de las especias de este resumen son más adecuadas para platos salados. Por lo tanto, es útil que también haya especias súper saludables para platos dulces. La canela le recuerda a la mayoría de las personas la Navidad, junto con el cardamomo.

. . .

Pero la canela no es solo un éxito absoluto en invierno. Aporta un agradable sabor a todo tipo de repostería y postres. Por ejemplo, las gachas de avena se pueden condimentar maravillosamente con canela, idealmente en combinación con un plátano fresco. Además de la legendaria maca, la canela es definitivamente la mejor especia para los golosos.

Cremaet o carajillo quemado

Sugerencia de receta

Ingredientes:

- 1 trozo de piel de limón
- 2 cucharadas de azúcar
- 1 trozo de canela en rama
- Unos granos de café
- 40 mililitros de ron
- 50 mililitros de café

Instrucciones:

- Lo primero que vamos a hacer es cortar un trozo de piel de limón, que previamente habremos enjuagado y limpiado bien bajo el agua del grifo. Es importante rallar solo la piel, sin la parte blanca.

- En un vaso de café, añadimos la piel de limón, 2 cucharadas de azúcar, un trozo de canela en rama, unos granos de café y los 40 ml de ron.

- Ahora metemos el vaso en el microondas y calentamos la mezcla durante 30 segundos. Una vez caliente, acercando la llama de un mechero, con mucho cuidado, flambeamos el licor. Con una cuchara iremos moviendo la mezcla hasta que el azúcar se diluya y veamos que ya no hay llama. Es importante ir moviendo la mezcla para que no se nos queme. Este paso podemos hacerlo en el propio vaso, si vamos a preparar uno o dos cremaets. En caso de preparar varios, lo más práctico es juntar los ingredientes en un cazo, calentarlo al fuego y flambear el licor directamente en el cazo. Luego repartiremos la mezcla en cada vaso.

- Solo nos queda añadir el café, para preparar un cremaet ¡no hay que verter el café directamente al vaso! Para que las capas queden bien diferenciadas, hay que poner una cuchara para que caiga el café sobre ella, y así no romper la armonía del cremaet. Como ya sabes, se tienen que diferenciar las tres capas. Una vez puesto el café y antes de consumir, lo movemos todo bien, y, ¡a disfrutar de esta maravilla para el paladar!

6. **El clavo**

Los clavos secos, que son los más utilizados en muchas cocinas, son los botones florales del árbol del clavo. Los clavos son un antioxidante inmensamente poderoso, pero también tienen un efecto anticoagulante y antiinflamatorio particularmente bueno en el cuerpo. Su nombre botánico es Caryophylli flos.

Los clavos se encuentran principalmente en la cocina India, pero ahora también se han establecido en el mundo occidental.

No solo se utilizan en la cocina por su sabor dulce y especiado, sino que también son especialmente importantes en la medicina ayurvédica y china por sus características beneficiosas para la salud.

Dicho sabor es causado por el eugenol contenido en los clavos, que también se puede encontrar en la canela. El eugenol funciona muy bien contra los gérmenes, por lo que es un antiséptico. Esto explica por qué los clavos pueden ayudar tan bien contra la inflamación.

Pero, ¿cómo pueden los clavos ayudarte a perder peso? Es simple: ¡los clavos ayudan a reducir la retención de agua en el cuerpo! Bueno, perder peso se trata principalmente de perder grasa, pero muchas personas también luchan contra la retención de líquidos. Estos hacen que el cuerpo parezca más grande e hinchado. Cuando se descompone la retención de agua, se puede reducir el tamaño del cuerpo.

Los aceites esenciales contenidos en los clavos, que a su vez consisten en alrededor del ochenta por ciento de dicho eugenol, también pueden regular y estimular la digestión. Eugenol también ayuda contra la flatulencia, el dolor abdominal y la sensación de saciedad.

Los clavos son particularmente populares en muchos países en Navidad. También saben increíblemente bien en pasteles, té, muffins y arroz.

Galletas de Navidad

Sugerencia de receta

. . .

Ingredientes:

- 400 gramos de harina de trigo
- 170 gramos de mantequilla a temperatura ambiente
- 120 gramos de azúcar moreno
- 80 gramos de miel
- 1 huevo
- 1 cucharada de canela en polvo
- 1 cucharada de jengibre en polvo
- ½ cucharadita de clavo en polvo
- ½ cucharadita de nuez moscada en polvo
- ½ cucharadita de sal
- 1 cucharadita de impulsor químico
- 1 cucharadita de esencia de vainilla
- 130 gramos de azúcar glas

Instrucciones:

- En un bol mezclar la harina con el impulsor químico, la sal, la canela, el jengibre, el clavo y la nuez moscada.
- En otro bol batir la mantequilla a temperatura ambiente con el azúcar moreno. Cuando tenga una consistencia cremosa, añadir el huevo, la vainilla y la miel y mezclar bien.
- Mezclar los ingredientes secos con los húmedos. Formar un bollo sin amasar en exceso. Cubrir con papel film y enfriar en la

nevera durante 30 min. Mientras, calentar el horno a 180 °C.

- Transcurrida la media hora, retirar la masa de la nevera. Enharinar la encimera y estirar la masa con un rodillo hasta que tenga 5 mm de espesor. Se puede hacer en dos o tres tandas para que sea más manejable. Cortar las galletas con un cortapastas (también se puede hacer con un vaso o con un cuchillo).

- Colocar las galletas sobre una bandeja para horno con papel vegetal y hornear durante 8-10 minutos. Debe quedar dorada la base pero no la superficie. Dejar enfriar.

- Para preparar el glaseado, mezclar el azúcar glas con una cucharada de agua o de zumo de limón. Colocar las galletas sobre una rejilla y decorar con el glaseado con la ayuda de una cuchara. También se puede hacer este paso con la manga pastelera. Dejar secar antes de consumir.

7. **Cilantro**

Cuando se trata de cilantro, las opiniones varían, algunos lo aman, ¡otros lo odian! Ninguna otra especia polariza a la gente como el cilantro Por supuesto, esto es cuestión de gustos, pero la suerte es buena para aquellos a los que les gusta el cilantro, es extremadamente saludable.

El nombre botánico del cilantro es Coriandrum sativum y pertenece a la familia de las umbelíferas. Al principio se cultivaba principalmente en Asia y América del Sur y se usaba en la cocina. El cilantro también se encuentra en Europa y América del Norte desde hace mucho tiempo. Coloquialmente, el cilantro también se llama 'perejil chino' porque las hojas del cilantro y el perejil son visual-mente similares. Sin embargo, el sabor de las dos plantas es muy diferente.

El cilantro puede condimentar muchos platos diferentes: ensaladas, sopas, verduras fritas, curry, generalmente casi todos los platos indios y mexicanos, y mucho más. Para los platos cocinados, lo ideal es asegurarse de agregar el cilantro relativamente tarde o al final del tiempo de cocción, ya que no es muy resistente al calor. El sabor puede perderse debido al calor.

Tanto las hojas del cilantro como los tallos, semillas y raíces se pueden comer. ¡Por lo tanto, la planta es un verdadero todoterreno! La parte de la planta que uses es cuestión de gustos.

Las hojas frescas huelen bastante fuerte y su sabor es muy penetrante. Las semillas, por otro lado, pueden tener un sabor más suave porque se han secado y, a menudo, también se han molido. Como resultado, el sabor fuerte se pierde un poco. Las semillas tienen un sabor un poco más dulce que las hojas frescas y picantes.

El cilantro se puede utilizar de muchas maneras para dolencias pequeñas y grandes. Tiene un efecto antibacteriano, antiespasmódico y digestivo: el cilantro es una buena opción para la indigestión, así como para la diarrea, los gases, los malestares estomacales y similares. También puede ayudar contra el estreñimiento ya que generalmente puede equilibrar todo el tracto digestivo. También puede inhibir la inflamación del cuerpo y tener un efecto antibiótico, ya que hay muchos antioxidantes en el cilantro.

El cilantro es particularmente conocido por remediar el estómago hinchado. Debido a que le da vida a la digestión, es una parte importante de la educación ayurvédica para la salud.

Además de sus efectos positivos sobre la digestión, el cilantro puede también ayudar con una sensación de saciedad y también tiene un efecto reductor del colesterol, ambos factores importantes en un cambio en la dieta.

. . .

El cilantro también tiene un efecto desintoxicante y elimina los metales pesados del cuerpo. Esto es particularmente importante con una dieta nueva y más saludable.

Curry rojo con langostinos

Sugerencia de receta

Ingredientes:

- 5 langostinos por persona
- 400 mililitros de leche de coco
- 3 cucharaditas de pasta de curry rojo
- 1 ajo
- 15 gramos de jengibre
- 1 zanahoria
- $\frac{1}{4}$ de calabacín
- 7 ramilletes brócoli
- 7 ramilletes de bimi
- 7 judías verdes redondas
- 7 champiñones portobello
- 2 cucharaditas de salsa de pescado
- 2 cucharaditas de azúcar de palma (o moreno)
- 2 hojas de lima kaffir
- Cilantro
- Lima
- Anacardos

- Arroz jazmín para acompañar
- 1 cebollita china

Para la pasta de curry roja:

- 2 ramas de lemon grass
- 50 gramos de ají panca (guindillas rojas secas)
- 200 gramos de escalonias
- 100 gramos de ajos
- 50 gramos de jengibre
- 50 gramos de cilantro
- 10 gramos de pasta de gambas
- 20 gramos de semillas de cilantro
- 5 gramos comino en polvo
- 30 gramos de galanga

Instrucciones:

Para elaborar la pasta de curry rojo:

- En la receta original se elabora con un mortero integrando todos los ingredientes hasta formar una pasta. Es un trabajo muy laborioso, también podemos ayudarnos de un procesador, potente, de cocina.
- Tostar las especies para que expulsen su aroma, trocear el lemon grass e introducir en

la procesadora de alimentos hasta conseguir una pasta. Conservar en bolsitas individuales en la nevera o congelar.

Para elaborar la receta:

- En un wok con una cucharadita de aceite vegetal saltear los langostinos y reservar.
- Sofreír el ajo y el jengibre rallado a fuego suave.
- Cortar la zanahoria en rodajas y trocear las judías verdes, incorporar al wok y remover.
- Añadir el brócoli, el calabacín troceado, el bimi y los champiñones. El salteado tiene que ser breve ya que las verduras tienen que quedar al dente.
- A continuación, tostar la pasta de curry rojo para que suelte todo su aroma.
- Bañar con la leche de coco y añadir las 2 hojas de lima kaffir y cocinar a fuego suave sin que llegue a hervir.
- Apagar el fuego e incorporar los langostinos.

8. **El comino**

El comino pertenece a la familia de las umbelíferas y su nombre botánico es Cuminum cyminum. En la India se le conoce como 'Jeera'. El comino se ha utilizado durante milenios, especialmente en la India. Pero el comino también se ha establecido en el mundo occidental, aunque no sea una de las especias estándar en la mayoría de las cocinas.

Casi todas las especias en este libro estimulan y regulan la digestión. También el comino. Una digestión saludable y que funcione bien es esencial si deseas perder peso y mantenerte delgado de manera saludable.

El comino puede aumentar la producción de jugos digestivos, por lo que más jugos gástricos y fluidos de páncreas son producidos.

La razón de esto es el aceite esencial de cuminaldehído, que constituye aproximadamente el seis por ciento del comino.

Esto estimula la digestión, también porque el comino estimula y activa las enzimas digestivas. El comino puede ayudar tanto con la diarrea como con el estreñimiento. Esto no es una paradoja ya que la misma especia puede actuar contra ambas condiciones del tracto digestivo, incluso si el estreñimiento y la diarrea son opuestos. La razón de esto es que el comino regula las actividades del sistema digestivo y puede devolver los desequilibrios al equilibrio correcto.

. . .

Con un consumo regular, el comino puede acelerar la quema de grasa y llevar los niveles de insulina y azúcar en la sangre a un equilibrio saludable. También puede reducir el colesterol si es necesario. No se puede negar que el comino estimula el metabolismo.

Por lo general, se utilizan las semillas enteras de comino o comino en polvo. Sin embargo, las semillas enteras son más populares y saben mejor.

Ras el Hanout

Sugerencia de receta

Ingredientes:

Especias en grano:

- 1 rama de canela
- 1 cucharada de pimienta negra
- 1 cucharada de semillas de cilantro
- 1 cucharada de comino en grano
- 10 semillas de cardamomo

- 8 clavos de olor
- 1 cucharadita de pimienta de Jamaica
- ½ cucharadita de anís en grano

Especias en polvo:

- 1 cucharada de pimentón (dulce o picante)
- 1 cucharadita de nuez moscada molida
- 1 cucharadita de jengibre seco molido
- 1 cucharadita de mace molido (macis)
- 1 cucharadita de cúrcuma molida

Instrucciones:

- En una sartén seca, poner las especias en grano: canela, pimienta negra, cilantro, comino, cardamomo, clavos, pimienta de Jamaica y anís en grano. Calentar a fuego medio, moviendo constantemente la sartén, hasta que las especies suelten su fragancia: serán necesarios no más de 2 minutos.
- Pasar las especias tostadas junto con las especias en polvo molidas a un molinillo eléctrico.
- Moler las especias hasta conseguir un polvo fino. Reservar en un bote hermético.
- Se puede usar el Ras el Hanout para dar un toque a cremas, sopas, dips, verduras o carnes sencillas.

9. El ajo

El ajo, cuyo nombre botánico es Allium sativum, se considera con razón como uno de los 'antibióticos a base de hierbas' más potentes. Sus efectos positivos en el cuerpo humano parecen infinitos. La planta de ajo está desnuda y forma una cebolla en el suelo, que también tiene varios bulbos auxiliares, estos son los conocidos dientes de ajo.

Como la mayoría de las otras especies de las que hemos hablado, el ajo proviene originalmente de Asia. Se ha consumido durante milenios. Luego, el ajo encontró gradualmente su camino hacia el resto del mundo.

Los efectos del ajo fueron idolatrados no solo en Asia, sino también en el antiguo Egipto y en la antigua Roma. El ajo se usaba principalmente para mantener la salud general y se suponía que proporcionaba fuerza y energía al consumidor.

El ajo puede ser increíblemente efectivo en las siguientes áreas de flujo:

- regulación de la digestión
- resfriados
- gripe

- enfermedades respiratorias
- inflamación
- infecciones
- infestación de gusanos
- debilidad y falta de energía
- trombosis
- hipertensión arterial
- procesos de envejecimiento
- colesterol alto
- infecciones del tracto urinario
- endurecimiento de las arterias

La alicina que contiene el ajo es la principal responsable de la infinidad de efectos positivos del ajo sobre la salud. El precursor de la alicina se llama aliina, que es un aminoácido que contiene azufre. Si el ajo se corta, muele, tritura, ralla, pica o procesa de otra manera, este proceso libera alinasa, que es una enzima. Cuando esta enzima entra en contacto con el aire, se forma la alicina. Esto también crea el típico olor a ajo.

Por supuesto, el ajo también puede ayudarte a perder peso; de lo contrario, no se trataría en este libro. Sobre todo, debe ser capaz de ayudarte a perder la molesta grasa del vientre. El ajo puede reducir el azúcar en la sangre, lo que juega un papel importante en la quema de células grasas. Si integras el ajo en tu comida, la alicina evita que el nivel de azúcar en la sangre suba demasiado. Si el nivel de azúcar en la sangre es bajo, se tiende a almacenar menos grasa en el cuerpo. Los niveles de lípidos en sangre también están regulados.

La mayoría de las cocinas no se pueden imaginar sin ajo. Es probablemente la especia de este libro que se usa con más frecuencia en la mayoría de los hogares y restaurantes. El ajo se puede agregar a cualquier alimento imaginable. Por lo tanto, es bastante fácil agregar ajo a tu dieta diaria. Lo ideal es consumir alrededor de un diente de ajo al día.

Todo el mundo sabe que puedes olerlo después de comer ajo.

Se tarda unas veinte horas antes de que el olor desaparezca por completo. Existen algunos remedios caseros para el olor, por ejemplo puedes masticar perejil o lavarte las manos con vinagre. Un consejo: ¡cepíllate los dientes con bicarbonato de sodio!

El bicarbonato de sodio elimina y combate todo tipo de olores, no solo en la casa sino también en la boca y la garganta, por eso muchas personas usan el bicarbonato de sodio como hormiga desodorante. Al cepillarte los dientes, también te debes cepillar brevemente la lengua con bicarbonato de sodio y lo mejor es volver a gorgotear con agua de bicarbonato de sodio.

Si quieres evitar el olor, puedes usar ajo fermentado. La fermentación ennegrece el ajo y hace que pierda su olor. Por lo tanto, la mayoría de los suplementos de ajo están hechos de ajo negro y se anuncia que las preparaciones son inodoras.

Sopa de ajo castellana con huevo poché

Sugerencia de receta

Ingredientes:

- ¾ de barra de pan duro (tipo colón, picos, libreta…)
- 1 litro de caldo de verduras, pollo y jamón
- ½ litro de agua
- 4 dientes de ajo
- 100 gramos de jamón serrano o ibérico cortado en daditos
- 4 huevos
- 1 cucharada de pimentón
- 1 cucharadita de sal
- 2 hojas de laurel

- Aceite de oliva extra virgen

Instrucciones:

- Lo primero que vamos a hacer es poner en una cazuela alta un chorro generoso de aceite de oliva virgen extra y los ajos en rodajas no muy finas para dorar a una temperatura media-baja, no muy alta porque no queremos que cojan mucho color o se quemen ya que eso estropearía el sabor de nuestra receta.
- Cortamos el pan en trozos no muy grandes y tampoco pequeños porque se desharían completamente y tampoco queremos eso.
- Cuando hayan dorado un poquito le añadimos el pan y el jamón en taquitos y rehogamos para que el pan vaya agarrando los sabores.
- Lo siguiente que añadiremos a nuestro plato es el pimentón, la sal y el laurel. El pimentón puede ser dulce o picante, en este caso para que pueda comerlo todo el mundo le pondremos pimentón dulce. Le damos unas vueltas a todos los ingredientes para que se mezclen los sabores.
- El siguiente paso es añadir el caldo. Seguramente con el litro de caldo nos quedaremos un poco cortos. Por eso, le pondremos aproximadamente medio litro más de agua después del caldo, según nos gusten

más caldosas las sopas o menos. Lo dejaremos cocer a fuego medio unos 20 minutos.

- Mientras cuece nuestra sopa vamos a preparar los huevos escalfados o poché. Para hacer los huevos escalfados podemos echarlos directamente a la sopa, como se hace tradicionalmente. Pero para algunos resulta complicado calcular el tiempo de cocción sin verlos y también es algo complicado porque se nos pueden explotar o romper una vez dentro. Para no sufrir por esto vamos a ver una forma muy sencilla de prepararlos. Si tenemos a mano unas flaneras, vasos… nos será muy útil. Cortamos papel film y lo metemos en nuestra flanera o vaso para hacer un saquito. En su interior colocamos unas gotas de aceite de oliva extra virgen (para dar sabor y que no se pegue el huevo al film), el huevo, pimentón dulce y sal.
- Lo cerramos como si de un saquito se tratase con hilo (dejamos que sobre un poco de hilo) y así hacemos con los demás huevos. Cogemos nuestros saquitos y los atamos con el hilo a un palillo de madera (palillo chino o similar).
- Una vez tenemos los saquitos hechos ponemos a hervir una cazuelita con agua. Una vez hierve el agua colocamos nuestros huevos en sus saquitos dentro del agua colgando de palillo de madera que queda apoyado en nuestra cazuelita. Es una forma sencilla de

cocerlos y no quemarnos al sacarlos. Los dejamos que cuezan unos 4-5 minutos.

- Los sacamos, les quitamos el film con cuidado de no quemarnos y que no se rompa nuestro huevo. Están listos para servir.
- Pasados los 20 minutos nuestra sopa estará lista. Mientras sigue hirviendo es el momento en el que echaríamos nuestros huevos a escalfar de forma tradicional. Lo dejaríamos unos 3 minutos y estarían listos para servir junto con la sopa.

10. **El jengibre**

¡El jengibre! ¡Es una de las especias más valiosas del mundo! El jengibre tiene tantas características buenas y beneficiosas para la salud que podrías escribir un libro completo sobre esta especia.

El nombre botánico del jengibre es Zingiber officinale. Aporta importantes vitaminas y minerales como vitamina C, hierro, potasio, calcio, magnesio y fósforo. El jengibre inhibe la multiplicación de virus y, por lo tanto, se usa muy a menudo para combatir los resfriados, la gripe, etc. Al igual que la pimienta de cayena, el jengibre tiene un efecto digestivo de apoyo. Además, el jengibre puede tener un efecto expectorante y ayudar contra la inflamación en el cuerpo. Entonces el jengibre es saludable en general, y no solo durante el periodo de frío.

El jengibre es picante. No tan picante como la pimienta de cayena, pero bastante picante. Por lo tanto, también estimula el metabolismo y reduce la presión arterial a un nivel normal. El hecho de que el jengibre pueda mejorar el metabolismo de esta manera se debe a los llamados gingeroles, especialmente a los shogaoles.

Los shogaoles surgen de los gingeroles cuando el jengibre se ha secado y almacenado durante mucho tiempo. Son responsables de la acidez del jengibre y aumentan la secreción de saliva y jugo gástrico.

El jengibre se puede utilizar de muchas maneras. Puede agregar sabor a muchos platos y darle vida a recetas aburridas.

Sin embargo, los tés de jengibre y el agua de jengibre también son inmensamente populares. Especialmente si el agua de jengibre se refina con un poco de limón, se crea una bebida refrescante de primera.

Si la pérdida de peso está apoyada por la actividad física, como debería ser siempre el caso, el jengibre también puede ser muy útil: si se ha "exagerado" y sufres de dolor muscular, el jengibre puede aliviar un poco. El jengibre también puede ayudar a equilibrar los niveles de colesterol.

Como la mayoría de las especias, el jengibre también está disponible en polvo, pasta, cápsula o gránulo. ¡El curry, los guisos, el arroz y las verduras fritas y las sopas en particular se pueden condimentar maravillosamente con un poco de jengibre en polvo o pasta de jengibre!

Crema de zanahoria y jengibre

Sugerencia de receta
  Ingredientes:

- 2 cucharadas de aceite de oliva extra virgen
- 1 cebolla picada fina
- 1 diente de ajo picado fino
- 1 trozo de unos 2,5 cm de jengibre fresco pelado y rallado
- 1 cucharadita de cúrcuma
- el zumo y la cáscara rallada de 1 naranja
- 1 cucharadita de sal; pimienta
- 500 gramos de zanahorias peladas y ralladas
- 1 litro de caldo de verduras.

Instrucciones:

- Calentar el aceite en una sartén.
- Pochar la cebolla hasta que se ponga transparente.
- Agregar el ajo, el jengibre, la cúrcuma, la cáscara de naranja, la sal y la pimienta y rehogar por 2 minutos más.
- Agregar la zanahoria y continuar la cocción por otros 3 minutos.
- Echar el caldo y el zumo y seguir con la cocción a fuego lento por unos 25 minutos. Licuar y servir.

Pastel de jengibre

Ingredientes:

- 100 gramos de mantequilla sin sal
- 1 – 2 cucharadas de jengibre fresco finamente rallado (depende de la intensidad que quieras darle)
- 200 gramos de azúcar morena
- 2 huevos
- 100 gramos de harina leudante (con levadura)

Instrucciones:

- Precalienta el horno a 180°C.
- Derretir la mantequilla en una cacerola mediana.
- Retirar del fuego y agregar el jengibre y la mitad del azúcar morena (100 gramos).
- Revolver y agregar los huevos, batiendo bien después de cada uno. Mezclar ligeramente la harina hasta que se mezcle bien. Si queda algún grumo no te preocupes.
- Dividir la mezcla del pastel en 4 ramekins o recipientes de silicona aptos para el horno.
- Mezclar la mitad restante del azúcar moreno con 1 taza de agua hirviendo.
- Echar sobre la mezcla del pastel. Cubrir suavemente con un trozo grande de papel de aluminio y hornear durante 25 minutos.
- Retirar el papel de aluminio y hornear durante otros 5 minutos hasta que los pasteles estén hinchados y dorados.
- Servir caliente con helado de vainilla.

11. **Ginkgo**

El ginkgo típico tal como lo conocemos y usamos está hecho de las hojas del árbol ginkgo.

Este árbol tiene su origen en Asia, especialmente en China, pero también se planta en el mundo occidental. El ginkgo se usa tradicionalmente en la medicina china. No solo se utilizan las hojas, sino también las semillas. El nombre botánico completo es Ginkgo biloba.

Se dice que el ginkgo actúa casi como un estimulante a base de hierbas. También se usa a menudo como una alternativa herbal a la medicación en niños y adultos con ADHD o ADD, ya que se dice que aumenta el rendimiento, la concentración y la memoria.

Sin embargo, eso no es todo lo que el ginkgo puede hacer, porque sus andrógenos también aumentan la quema de grasa. Los andrógenos son hormonas herbales que contrarrestan las hormonas de estrógeno que promueven la celulitis. Además de la libido, el peso corporal también está regulado por los andrógenos del cuerpo.

El ginkgo también puede apoyar la actividad física durante y después de perder peso. El ginkgo puede mejorar el flujo de sangre en el cuerpo, especialmente el flujo de sangre al cerebro y los músculos. Los efectos antioxidantes del ginkgo pueden incluso reducir la degradación muscular. Menos división muscular aumenta el crecimiento muscular.

Té de ginkgo biloba

. . .

Sugerencia de receta
  Ingredientes:

- 50 gramos de hojas secas de ginkgo biloba
- 1 litro de agua
- Azúcar o edulcorante al gusto

Instrucciones:

- Preparar té de ginkgo biloba es muy sencillo y solo te llevará unos minutos.
- Lo primero que debes hacer es colocar en una olla o cazo un 1 litro de agua mineral y esperar a que esta hierva poniendo el fuego a temperatura baja.
- Una vez que el agua haya alcanzado el punto máximo de ebullición, agrega las hojas secas de ginkgo biloba, tapa la olla o el cazo y deja que hiervan durante al menos 5 minutos más.
- Es importante que una vez pasados esos minutos, apagues el fuego y dejes reposar la mezcla por unos 10 minutos, aproximadamente, para que todos los componentes y propiedades de esta planta queden bien impregnadas en la infusión que vas a tomar.
- Por último, solo tienes que colar la mezcla para retirar todos los restos de las hojas de

ginkgo biloba y verterla en una jarra. ¡Así de sencillo! En unos instantes, tendrás tu infusión de ginkgo biloba y lista para tomar.

Se recomienda consumir dos tazas al día después de las comidas y no superar esta dosis, pues un consumo excesivo podría ocasionar algún tipo de reacción alérgica, dolores de cabeza o molestias estomacales.

Así mismo, esta infusión no es aconsejable en pacientes con hipersensibilidad, que estén tomando medicamentos anticoagulantes, padezcan de epilepsia, así como en mujeres embarazadas y lactantes.

12. Ginseng

Como la mayoría de las especias, el ginseng proviene originalmente del este de Asia y se ha utilizado en la medicina china durante miles de años. El ginseng llegó mucho más tarde al mundo occidental y solo se conoce allí desde hace unos cuatrocientos años. El nombre botánico del ginseng es Panax ginseng o Aralia ginseng.

El ginseng es una planta de hiedra. Se utiliza principalmente la raíz o bulbo de esta planta. Tanto el ginseng rojo como el blanco provienen del mismo tipo de planta, pero difieren en la forma en que se procesan. Si la raíz de ginseng se seca inmediatamente, conserva su color original: blanco. Sin embargo, si primero se trabaja con vapor, se calienta sobre él y sólo así después se seca, el ginseng tiene un color rojizo. Sin embargo, el ginseng blanco se usa con más frecuencia porque todos los ingredientes activos todavía están presentes y, por lo tanto, el ginseng blanco es más valioso. La raíz de ginseng dura más de un año si se ha almacenado en un lugar seco y fresco.

Se dice que el ginseng ofrece muchos beneficios para la salud.

Puede revitalizar el sistema inmunológico, ayudar contra la fatiga, el estrés y el agotamiento y tener un efecto preventivo contra los resfriados. Estas son características increíblemente valiosas del ginseng, pero las siguientes son aún más importantes para perder peso: el ginseng puede estimular el metabolismo y reducir los niveles de azúcar en la sangre.

El hecho de que el ginseng pueda ayudar contra el estrés también tiene un efecto positivo en un proyecto de pérdida de peso. Como ya se explicó en el primer capítulo, el estrés negativo puede ser un factor importante para el hecho de que las células grasas se almacenen o no se descompongan cada vez más. Esto se debe a un aumento del nivel de cortisol. Si el nivel de cortisol es demasiado alto, se almacenan más células grasas y la construcción del músculo también se hace más difícil. Por lo tanto, es extremadamente importante armonizar la mente y el cuerpo, porque cuando la mente sufre, el cuerpo también sufre, y viceversa.

Debido a que el ginseng puede aumentar la energía de una persona, las personas pueden soportar un mayor estrés físico, lo que, por supuesto, puede ser muy beneficioso para perder peso.

El ginseng es uno de los adaptógenos más conocidos. Las plantas que contienen adaptógenos tienen un efecto regulador sobre el organismo y equilibrarlo, especialmente en caso de ansiedad, estrés y exigencias excesivas. Además del ginseng, la maca, el jengibre, la ashwagandha y la cúrcuma también se consideran adaptógenos, que también se tratan en capítulos separados.

El término adaptógeno proviene de "adaptar" y, por lo tanto, significa "adaptación". El ginseng puede adaptar su efecto al cuerpo en el que se supone que actúa y devolverlo al equilibrio adecuado.

· · ·

El ginseng también puede ayudar a regular el apetito, por lo que no hay o hay menos antojos.

El ginseng no se usa con demasiada frecuencia en la cocina; en muchos lugares, sin embargo, se usa para preparar té. Basta con poner unos dos gramos de la raíz seca en una taza y verter agua hirviendo sobre ella. Si no eres un fanático del té, puedes usar polvo de ginseng o gránulos de ginseng.

13. **Maca**

La maca es probablemente una de las especias más deliciosas de este libro. ¡Incluso diría que es el más sabroso de todos!

El nombre botánico de la planta de maca es Lepidium meyenii o Lepidium peruvianum. El término 'lepidium' revela que la maca es un género de berro. Además, 'peruvianum' revela el origen y hogar de la planta de maca: ¡Perú!

Los Incas ya usaban la maca para muchos propósitos. La maca proporciona energía y fuerza, también se usa como afrodisíaco natural y se dice que mejora la fertilidad de hombres y mujeres, no solo en humanos, sino también en animales.

Algunas plantas realmente no son un festín para el paladar, y muchas plantas muy saludables pueden ser demasiado amargas para muchas personas. Por ello, existen multitud de suplementos en forma de gránulos o cápsulas con todo tipo de especias y hierbas.

Como resultado, también puedes comprar maca en gránulos o cápsulas de maca, sin embargo, desaconsejo esta forma de suplemento en este caso especial, ya que la maca es simplemente demasiado deliciosa para "bajarla" rápidamente. La maca, por ejemplo, puede refinar muy bien las bebidas dulces y los batidos, y algunas personas hornean pasteles, muffins, entre otros, con maca. Debido al sabor dulce pero no penetrante de la maca, este ingrediente te brinda platos deliciosos. Por lo tanto, el polvo de maca es extremadamente popular.

La maca se compone de casi un 15 por ciento de proteína. ¡En porcentaje, la maca tiene más proteínas que los huevos, la cuajada baja en grasa o el yogur! Por lo tanto, es lógico que la maca se pueda usar bien en actividades deportivas y apoye el desarrollo muscular.

La maca también ayuda a que los músculos se regeneren debido a los ácidos grasos omega-3 que contiene, y la maca puede disminuir la presión arterial. La maca también contiene mucho hierro y, por lo tanto, actúa como un proveedor óptimo de hierro.

La maca también ayuda a lograr una sensación de saciedad duradera y acelera el metabolismo.

Café de maca

Sugerencia de receta

Ingredientes:

- 1 taza de leche de almendras
- 1 cucharada de polvo de maca
- 1 cucharadita de canela
- 1 cucharadita de vainilla
- 1 cucharada de semillas de cacao
- 2 cucharaditas de aceite de coco
- 1 pizca de sal

Instrucciones:

- Calentar la leche de almendras en una cacerola a fuego medio hasta que hierva, luego agregar la vainilla.
- Mezclar la maca, las semillas de cacao, la canela, el aceite de coco y la sal.

colocarlas en una bandeja para hornear o recipiente y llevarlos al refrigerador.

- Disfrutar durante toda la semana como un aperitivo de la mañana o de la tarde.

14. **Mostaza**

Algunas personas solo conocen la mostaza en forma cremosa, es decir, como una pasta de mostaza, y a menudo la asocian con ningún beneficio para la salud, ya que a menudo se consume con alimentos poco saludables como perros calientes, salchichas, rollos, etc.

Pero en primer lugar, la mostaza es una planta entera y, en segundo lugar, ¡la mostaza es extremadamente saludable! Los granos de la planta se usan como especia o se procesan en una pasta de mostaza cremosa.

Los diferentes tipos de mostaza tienen diferentes nombres botánicos, pero el más común es mostaza amarilla o blanca, cuyo nombre es Sinapis (Sinapis alba, Sinapis arvensis).

· · ·

La planta de mostaza a menudo se confunde con la colza. Las dos plantas están relacionadas entre sí y ambas pertenecen a la familia de las crucíferas. Además, ambas plantas florecen de color amarillo, por lo que existe riesgo de confusión.

El origen de la mostaza está tanto en China como en Siberia, pero también en Europa. Incluso los antiguos romanos y los antiguos griegos hicieron una pasta de las semillas de mostaza, es decir, la mostaza comúnmente conocida. La planta crece rápidamente y no tiene requisitos climáticos elevados, por lo que se pueden producir grandes cantidades de mostaza y también ofrecerlas a bajo precio. Los tarros de mostaza a menudo están disponibles desde 30 centavos. Hoy en día, la mostaza se cultiva principalmente en Europa del Este y Canadá.

Similar a la pimienta de cayena, jengibre o la pimienta negra, la mostaza te ayuda a perder peso debido a su acidez. La mostaza aumenta el consumo de calorías calentando el cuerpo y estimulando la quema de grasas. La circulación sanguínea también mejora.

Los llamados glicósidos de aceite de mostaza son los responsables del picante de la mostaza, pero solo adquieren picante cuando las semillas de mostaza se muelen o mastican.

· · ·

A menudo se recomienda usar mostaza para untar (en lugar de mantequilla o similar) para ahorrar calorías. Ese es realmente un gran consejo, porque la mostaza no solo es extremadamente baja en calorías, sino que también armoniza maravillosamente con el pan, ¡especialmente con un delicioso pan integral tostado o con pan crujiente! La mostaza también es maravillosa en aderezos para ensaladas. También puede refinar y condimentar muchos otros platos, como verduras fritas, arroces, guisos y mucho más.

Sándwich de salmón ahumado, pepino y mostaza

Sugerencia de receta

Ingredientes:

- 4 rebanadas de pan de molde de centeno integral
- 20 gramos de mostaza
- 100 gramos de pepino
- Una pizca de sal
- 80 gramos de salmón ahumado

Instrucciones:

- Pesamos y medimos todos los ingredientes de

la receta y comenzamos preparando el pepino. Lo cortamos en rodajas, lo ponemos en un colador y le añadimos una pizca de sal fina. Mezclamos bien el pepino con la sal y lo dejamos reposar unos 10 minutos para que vaya soltando el exceso de agua.

- Una vez ha pasado el tiempo, lo colocamos encima de un paño de cocina o papel absorbente, lo secamos bien y lo reservamos.
- Aparte, cortamos cuatro rebanadas de pan y le vamos extendiendo la mostaza sobre ellas, más o menos cantidad dependiendo de los gustos de los comensales. En este caso hemos utilizado una mostaza casera que, aunque estaba bastante fuerte, le aportaba un sabor y un contraste realmente espectacular.
- En una de las rebanadas colocamos el salmón ahumado y en la otra las rodajas de pepino.
- Ponemos una encima de la otra dejando ambos ingredientes en el centro y formamos el sándwich.
- Lo decoramos con unas rodajas de pepino por encima, lo cortamos a la mitad y lo servimos.

15. **Nuez moscada**

. . .

El nombre botánico de la nuez moscada es Myristica fragrans.

El término 'Myristica' proviene del griego 'myristikos' que significa 'fragante'. ¡La nuez moscada definitivamente merece este nombre!

La nuez moscada proviene originalmente de las islas de Indonesia, pero hoy en día también se cultiva en muchos otros lugares del mundo, por ejemplo, en India, Brasil y Mauricio.

Los árboles de nuez moscada son machos o hembras. Sin embargo, solo los árboles femeninos tienen frutos, por lo que se plantan casi exclusivamente árboles de nuez moscada femeninos. La nuez moscada madura en el fruto del árbol, que se abren tan pronto como la nuez está lo suficientemente madura.

Se dice que la nuez moscada tiene la capacidad de fortalecer el tracto digestivo, mejorar la absorción de nutrientes en el intestino y, en general, tiene un efecto relajante. En el pasado, era popular principalmente en países asiáticos como India e Irán, pero luego llegó con éxito al mundo occidental y es parte integral de algunas cocinas. Por ejemplo, le da su sabor a la famosa salsa bechamel. Esta salsa se usa principalmente para lasaña italiana o moussaka griega. La nuez moscada también armoniza perfectamente con los platos de patata, por lo que es una parte integral de muchos platos de puré de patata, guiso de patata y otras recetas.

Se dice que la nuez moscada tiene un efecto afrodisíaco y también es intoxicante. Sin embargo, para desencadenar una intoxicación, se debe consumir una nuez moscada entera o más, o una cucharadita del polvo. En circunstancias normales, esto no se practica en ninguna cocina, ni debería de hacerse.

Uno debe usar nuez moscada con moderación.

La nuez moscada puede aliviar los calambres y promover la digestión. La nuez moscada también se puede utilizar para las flatulencias. También puede ayudar con los antojos de alimentos y así prevenir los atracones. Los supresores del apetito son completamente superfluos porque la nuez moscada puede hacerlo de una manera muy natural. Como guinda del pastel, la nuez moscada también calienta la quema de grasa en el cuerpo.

Puré de patatas con nuez moscada

. . .

Sugerencia de receta

Ingredientes:

- 1 kilogramo de patatas blandas hervidas.
- 250 mililitros de salsa de soya
  (alternativamente planta a base de leche).
- 1 cucharadita de caldo de verduras en polvo
  (contiene suficiente sal)
- ½ cucharadita de nuez moscada
- 1 cucharadita de pimienta negra

Instrucciones:

- Primero cortas las papas en trozos pequeños y
  las hierves en agua. Las papas tardan
  aproximadamente media hora en estar muy
  suaves. También puede cocinarlos un
  poco más.
- Luego se vierte el agua y se añade la salsa de
  soya. También puedes usar leche vegetal en su
  lugar.
- Sella todo a mano, o alternativamente puedes
  usar una batidora de mano o una licuadora. Si
  prefieres una consistencia aún más cremosa o
  más suave, agrega más cocina de soya y/o
  leche vegetal hasta que esté satisfecho.
- Por último, añadimos el caldo de verduras en

polvo, la nuez moscada rallada y la pimienta
negra y mezclamos todo bien.

- Opcionalmente se puede agregar ajo en polvo.
Si deseas preparar una variante asiática,
¡puedes agregar aproximadamente media
cucharadita de Garam Masala!

16. **Orégano**

El nombre botánico del orégano es Origanum vulgare. La
mayoría de la gente probablemente lo conozca por la
cocina italiana. Es muy popular en la cocina mediterránea. Pero no solo las pizzas y las salsas se sazonan con
orégano.

A diferencia de la mayoría de las otras especias, el
orégano no proviene de Asia o América del Sur, sino de la
región del Mediterráneo. Tiene su origen allí. Hoy, sin
embargo, se cultiva en muchos continentes diferentes. El
orégano se siente más cómodo en regiones con mucho sol
y clima seco.

Los primeros indicios del uso del orégano se pueden
encontrar en documentos que tienen unos cuatrocientos
años.

. . .

A diferencia de muchas otras especias, el orégano parece ser una especia bastante joven.

El orégano puede desencadenar el parto en mujeres embarazadas, pero también puede ayudar con las hemorroides. Además, tiene un efecto antibacteriano, antifúngico y antiinflamatorio.

También apoya la digestión, regula la presión arterial alta y ayuda a que la bilis funcione correctamente. Esto hace que el orégano sea un pequeño ayudante para aquellos que quieren perder peso. Las sustancias amargas del orégano también tienen un efecto positivo en el metabolismo y, sobre todo, ayudan a perder grasa en el hígado. Por lo tanto, también está en boca de todos como un 'asesino de grasa'.

Salsa de chimichurri

Sugerencia de receta

Ingredientes:

- 1 diente de ajo
- 1 cucharadita de ají molido o chile en copos
- 1 cucharadita de orégano seco
- 2 cucharadas de vinagre de vino
- 100 ml de aceite de oliva
- Un manojo pequeño de perejil fresco
- Sal
- Pimienta negra recién molida

Instrucciones:

- Pelar el diente de ajo y picarlo fino. Lavar el perejil y picar fino sus hojas.
- Mezclar el ajo y el perejil con el ají molido, el orégano, el vinagre y el aceite.
- Añadir sal fina y pimienta negra al gusto. Mezclar todo bien.
- Se utiliza para acompañar carnes, papas o vegetales. Conservar en la nevera.

17. Paprika

La especia de paprika se elabora a partir de pimientos puntiagudos convencionales, que pertenecen a la familia de las sombras nocturnas. Primero se secan y luego se muelen. Solo el secado suele tomar alrededor de tres a cuatro semanas.

. . .

La paprika probablemente fue la primera en usarse en Hungría. Otras fuentes dicen que vino de América del Sur. Sin embargo, muchas culturas diferentes ahora usan la especia de paprika en la cocina. A menudo se agregan otras especias a la paprika en polvo para variar el sabor. Por lo tanto, la pimienta o el ajo se encuentran a menudo en el condimento de la paprika.

La paprika en polvo se suele dividir en cuatro grados diferentes de picor, desde muy suave hasta muy picante.

Entonces, si tienes un estómago sensible, será mejor que elijas la versión más suave. La versión más suave suele llamarse "paprika dulce".

El tipo de pimienta que se usa para la especia de paprika es un tipo de chile menos picante. El nombre botánico de este pimiento es Capsicum annuum. La capsaicina, que es responsable del grado de picante, está solo ligeramente presente en esta especia. Se puede encontrar mucha más capsaicina en la pimienta de cayena.

Se dice que la especia de paprika ayuda bien contra el dolor de muelas y la artrosis. También puede combatir virus y bacterias. Esto se debe al capsaicin, así como a la vitamina C.

La capsaicina acelera el metabolismo, entre otras cosas porque la temperatura corporal sube un poco debido al calor. Por supuesto, esto beneficia mucho el deseo de perder peso. El efecto es menor que cuando se come pimienta de cayena, que es mucho más picante, pero la especia de paprika es una alternativa eficaz especialmente para el "paladar occidental", que a menudo no está acostumbrado a platos picantes.

La capsaicina también puede reducir el apetito y contribuir así a mejorar la sensación de saciedad. También se dice que la capsaicina puede inhibir la formación de células grasas.

Pollo paprika húngaro

Sugerencia de receta

Ingredientes:

- 4 cuartos traseros de pollo troceados
- 2 cebollas grandes en juliana

- 3 o 4 cucharadas de aceite de oliva
- 2 cucharadas generosas de paprika
- 2 cucharadas de crème fraîche o 100 ml de nata para cocinar
- 1 cucharada de harina de todo uso
- Perejil fresco picado
- Sal

Para acompañar:

- 400 gramos de pasta fresca (tagliatelles por ejemplo)

Instrucciones:

- En una sartén grande o una olla, poner a calentar el aceite de oliva a fuego medio y, cuando esté caliente, añadir la cebolla. Rehogar unos 6 o 7 minutos removiendo con frecuencia para que no se queme.
- Cuando la cebolla esté pochada, espolvorear la harina, mezclar bien y cocinar por dos minutos más para que pierda el sabor a crudo.
- Retirar del fuego, dejar templar medio minuto y agregar el pimentón. Esto se hace para que el pimentón no se queme con el golpe de calor, ya que de lo contrario, podría amargar. Mezclar bien.
- Incorporar el pollo a la olla y sazonar con sal al gusto.

- Cubrir con agua a ras del pollo. Tapar y calentar a fuego fuerte, cuando rompa a hervir, bajar el fuego al mínimo y dejar que haga chup chup durante 40 minutos.
- Cuando pasen 40 minutos, destapar y cocer 20 minutos más para que la salsa espese. Por último, diluir la crème fraiche o nata en un par de cazos de la salsa e incorporar. Dejar que cueza otros 5 minutos más a fuego medio, sin que rompa a hervir.
- Mientras tanto, cocer la pasta fresca en abundante agua salada el tiempo indicado por el fabricante. Escurrir.
- Servir el pollo al pimentón húngaro acompañado con la pasta y espolvoreado con perejil fresco picado.

18. **El Romero**

El romero proviene originalmente de la región mediterránea y es un subarbusto de hojas firmes. Pertenece a la familia de las labiadas. Su nombre botánico es Rosmarinus officinalis y ha sido conocido y apreciado como alimento y remedio durante miles de años. Se puede encontrar mucho romero especialmente en platos franceses e italianos. Y ahora incluso figura como remedio en las farmacopeas, ¡lo que demuestra cuán reconocido es el poder curativo del romero!

El romero es particularmente conocido por mejorar el rendimiento de la memoria.

Por este motivo, también debería ser adecuado para prevenir el alzhéimer y la demencia. Se dice que esto es debido al llamado ácido carnosólico, que está presente en el romero.

El ácido carnosólico funciona bien contra los radicales libres, que promueven el desarrollo de la enfermedad de Alzheimer y la demencia.

Para aquellos que quieren perder peso y mantenerse delgados, es particularmente interesante que el romero puede equilibrar la cantidad de estrógenos y reducir el exceso de esta hormona.

También regula el nivel de azúcar en la sangre porque el romero descompone los carbohidratos más lentamente y, por lo tanto, hace que el nivel de azúcar en la sangre aumente solo con moderación. El romero también puede ayudar contra la retención de agua en el cuerpo, que no quema grasa, pero es útil para reducir el tamaño total del cuerpo. Todos estos aspectos hacen del romero un buen ayudante en la pérdida de peso.

Ratatouille

Sugerencia de receta

Ingredientes:

- 75 gramos de salsa de tomate casera
- 2 berenjenas
- 2 calabacines
- 7 tomates
- Tomillo fresco
- Romero fresco
- O hierbas provenzales al gusto

Instrucciones:

- Precalentar el horno a 180 °C. Para esta receta podemos utilizar moldes redondos individuales o un molde grande. Untar el fondo del molde con la salsa de tomate casera.
- Cortar la berenjena, el calabacín y los tomates con ayuda de una mandolina, o a cuchillo, en láminas del mismo grosor. Disponer en el molde formando una noria.

Incorporar el tomillo y el romero fresco por encima.

- Hornear durante 40 minutos a 180 °C hasta que las hortalizas estén en su punto. Retirar del horno y decorar con hierbas frescas al gusto.

Pan de romero al horno

Ingredientes:

- 1 taza de harina de avena
- 1 taza de harina de nuez pecana o almendra
- 3 huevos
- ½ taza de aceite de oliva
- ¾ taza de leche (de vaca o vegetal)
- 2 cucharadas de romero fresco finamente picado
- 1 ½ cucharadita de polvo para hornear
- 1 cucharadita de sal
- Opcional: 4 cucharadas de ghee derretida + 1 cucharadita de sal + ½ cucharadita de ajo en polvo.

Instrucciones:

- Precalienta el horno a 190°C.

- Bate los huevos con el aceite de oliva y la leche hasta incorporar.
- Mezcla la harina de avena con la harina de nuez, la sal, el romero y el polvo para hornear; agrega esta preparación a la mezcla de huevo de poco en poco y batiendo muy bien entre cada adición.
- Vacía la mezcla en un molde para muffins sin engrasar y recuerda llenar ¾ partes de cada hueco.
- Hornea a 190°C por 15 minutos o hasta que, los bordes tengan un color ligeramente dorados.
- Mezcla el ghee derretido con la sal y el ajo en polvo; barniza cada muffin recién salido del horno; deja reposar los muffins por 10 minutos antes de desmoldar con cuidado.

19. **La cúrcuma**

¡La cúrcuma, la especia dorada! En los últimos años, la cúrcuma se ha vuelto cada vez más popular y conocida. La cúrcuma, cuyo nombre botánico es Curcuma longa, es famosa desde hace miles de años por sus efectos beneficiosos para la salud humana.

El hogar de la cúrcuma se encuentra en la India y, en general, en el sur y sureste de Asia. Según los rumores,

Marco Polo fue el primero en traer la cúrcuma a Europa, ya que en su libro describió una fruta que se decía que era similar al azafrán.

Si te preguntas cómo tantos curries obtienen su color amarillo brillante: esto es gracias a la cúrcuma. Casi no hay otras especias que coloreen tan fuerte como la cúrcuma. ¡De esta manera también puedes condimentar visualmente muchos platos! Por ejemplo, si añades media cucharadita (o más) al arroz y al agua de cocción antes de hervir, el arroz adquirirá un maravilloso color amarillo dorado. ¡La comida no solo debe saber deliciosa sino también verse deliciosa! Esto hace que la cúrcuma sea una buena alternativa si no puedes o no quieres comprar azafrán caro. El color es creado por los curcuminoides que contiene, incluida la curcumina.

Se dice que la cúrcuma alivia el dolor, aumenta la producción de jugo de bilis y fortalece el sistema inmuno-lógico. El modo de acción es muy similar al del jengibre. La cúrcuma también tiene un efecto antioxidante y puede ayudar con los resfriados y las enfermedades respiratorias.

Al estimular la producción de jugo de bilis, también se puede optimizar el metabolismo de las grasas.

. . .

Arroz con cúrcuma

Sugerencia de receta
  Ingredientes:

- 1 taza pequeña de arroz de grano largo por persona
- 1 zanahoria
- 1 tomates maduro
- 1 puerro
- 1 lata de pimientos del piquillo
- 1 cubo de caldo de verduras
- 1 hoja de laurel
- 1 cucharadita de Cúrcuma de
- Agua
- Sal
- Aceite de oliva extra virgen

Instrucciones:

- Estas cantidades están especialmente pensadas para 2 personas. Si tienes más comensales, solo tienes que aumentarlas.
- Por otro lado, para las verduras puedes elegir aquellas que más te gusten, en esta ocasión nos hemos decantado por un acompañamiento muy básico pero puedes incluso añadirle frutos secos como anacardos o

cacahuetes tostados sin sal que le darán un toque diferente.

- Para esta receta hemos utilizado arroz de grano largo tipo basmati que es más aromático pero puedes utilizar cualquier otro que tengas a mano.

- Vamos a ello. En un cazo pon a calentar un chorrito de aceite de oliva extra virgen y sofríe el arroz un par de minutos removiendo continuamente. A esto se le llama nacarar el arroz.

- Pasado ese tiempo, añade el agua según indicaciones del fabricante del arroz porque depende del tipo utilizado. Nosotros añadiremos por 1 taza de arroz basmati, 1.25 tazas de agua.

- Después añade el cubito de caldo, una pizca de sal, la cúrcuma y el laurel.

- El tiempo de cocción dependerá del tipo de arroz utilizado pero por lo general oscila entre 17 y 20 minutos.

- Mientras se cuece el arroz, lava bien el puerro quitando la tierra que pueda tener y pícalo.

- Pon aceite en una sartén honda y pocha el puerro despacito y con cuidado de que no se queme.

- Pica finita la zanahoria y añádela a la sartén. Sofríe unos minutos pero déjala un poco al dente para tener una textura crujiente.

- Ralla el calabacín y el tomate y añádelos a la

sartén junto con los pimientos cortados en tiritas hasta que se haga todo bien.

- Cuando esté listo, añade el arroz que ya estará cocido, mezcla todo despacio y deja unos minutos.
- El arroz con cúrcuma y verduras es un plato que te puede valer tanto como aperitivo como para acompañamiento durante la comida. Una receta muy natural y ecológica que te brindará vitaminas y propiedades más que interesantes para tu dieta.

20. **El ajo silvestre**

El ajo silvestre se usa en muchas cocinas diferentes y con razón, porque es muy sabroso. El nombre botánico del ajo silvestre es Allium ursinum. También se le conoce en el lenguaje común con los nombres de puerro de oso, ajo de oso o ajo de leña.

De hecho, el ajo silvestre huele a ajo "normal" y también pertenece a la familia de los puerros.

El ajo silvestre puede contribuir extremadamente bien a la pérdida de peso, ya que puede impulsar tanto el metabolismo como la digestión. El metabolismo se alivia, por ejemplo, por los sulfuros que contiene el ajo silvestre, ¡que suman casi 8 gramos por cada 100 gramos de ajo silvestre!

Si deseas recolectar ajo silvestre tu mismo, debes tener cuidado de no confundirlo con plantas venenosas como el azafrán de otoño / azafrán de pradera o el lirio de los valles. ¡Estas plantas son extremadamente venenosas e incluso pueden causar la muerte! La distinción es relativamente fácil, ya que solo el ajo silvestre huele y sabe a ajo. No obstante, deberías fijarte bien en las diferencias entre las plantas con antelación, ya que se ven notablemente similares, o simplemente puedes comprar ajo silvestre, preferiblemente en el mercado semanal. Si vives en un área donde no hay ajo silvestre, también puedes pedirlo en línea.

El ajo silvestre es particularmente popular en ensaladas, como pesto, para untar y en salsas.

Pesto de ajo silvestre

Sugerencia de receta

Ingredientes:

- 100 gramos de ajo silvestre fresco.
- 20 gramos de perejil fresco.
- 50 gramos de semillas de girasol.
- 30 gramos de copos de levadura.
- 60 mililitros de aceite de oliva o aceite de colza.
- Una pizca de pimienta negra.
- Una pizca de sal marina o sal del Himalaya.
- Una pizca de polvo de ajo

Instrucciones:

- Primero, fríe ligeramente las semillas de girasol en una sartén. No necesitas aceite para esto.
- Luego pones las semillas de girasol fritas junto con todos los demás ingredientes en una licuadora. Por favor, lava el ajo silvestre y el perejil antes de todo.
- Mezclar los ingredientes hasta lograr la consistencia deseada.
- Alternativamente, también puedes usar una batidora de mano.
- Idealmente, todavía deberían quedar algunas piezas pequeñas; no debe ser demasiado cremoso.

2

Las 3 Mejores Dietas Para Adelgazar

DIETA MEDITERRÁNEA

La dieta mediterránea es un patrón alimentario que se complementa con la práctica de ejercicio físico y el clima de los países colindantes con el mar Mediterráneo, y que tiene múltiples beneficios para la salud.

En términos de alimentación, la dieta mediterránea se basa en los ingredientes propios de la agricultura local de los países con clima mediterráneo, fundamentalmente España e Italia. Se resume en reducir el consumo de carnes e hidratos de carbono en beneficio de más alimentos vegetales y grasas monoinsaturadas.

Alimentos básicos que la integran

. . .

Entre los ingredientes recomendados están las verduras y legumbres, la fruta, el pescado, las carnes blancas, la pasta, el arroz y los frutos secos, además del consumo de vino con moderación. Otro de los productos más recomendados es el aceite de oliva, que gracias al ácido oleico y a sus grasas de origen vegetal disminuye el riesgo de padecer obstrucciones en las arterias, y tiene un alto contenido en carotenos y vitamina E. La dieta mediterránea promueve el consumo de aceite de oliva frente a otros tipos de aceite y especialmente frente a la mantequilla. En este patrón alimentario escasean productos como las carnes rojas, los dulces y los huevos.

La dieta mediterránea también tiene en cuenta las recetas típicas de estos lugares, elaboradas con productos de temporada, así como las formas de cocinar tradicionales y otros factores culturales como el hábito de las comidas compartidas en familia o con amigos, las tradiciones y las celebraciones.

Beneficios para la salud

Los beneficios para la salud que supone esta dieta son más significativos cuando se combinan con el ejercicio físico. Este ha de ser moderado, pero a ser posible ha de realizarse durante al menos 30 minutos diarios, cinco días por semana. En caso de que por razones de tiempo resulte complicado, se ha de hacer con la máxima regularidad que se pueda. Opciones como caminar a paso ligero, correr, la natación o el ciclismo resultan aconsejables, pero también se puede recurrir a cualquier otro deporte o actividad que ayude a la quema de calorías y grasas, así como a un mantenimiento físico óptimo.

Así, contribuye a bajar de peso, controlar la presión arterial y la hipercolesterolemia, y a retrasar el deterioro cognitivo. La práctica habitual de ejercicio físico también ofrece protección contra enfermedades crónicas como la diabetes o el Alzheimer.

El seguimiento de la dieta mediterránea, además de ayudar a controlar el peso e incrementar la sensación de bienestar físico, mejora del funcionamiento de diversos órganos, como el riñón y el corazón. Asimismo, se ha descubierto que la tasa de mortalidad por cáncer es menor entre quienes la practican que en los países del norte de Europa o de América, que tienden a abusar más de comida rápida, los alimentos precocinados y las grasas.

Este patrón alimentario, que ha sido transmitido de generación en generación a lo largo de varios siglos en las regiones del Mediterráneo, ha ido evolucionando y acogiendo nuevos alimentos y modos de preparación, pero mantiene las propiedades y características que hacen de ella un modelo de vida saludable, y que pueden practicar personas de todas las edades y condiciones. Los productos son fáciles de conseguir y de preparar, y hay infinidad de recetas, tanto sencillas como más elaboradas, con las que obtener el máximo partido de esta dieta. Además, su importancia en el bienestar de los individuos no se limita al hecho de que se trata de una dieta variada, sana y equilibrada; también hay que tener en cuenta que su bajo contenido en grasas saturadas y azúcares, y su abundancia de vitaminas y fibra contribuyen a su riqueza en antioxidantes.

Riesgos de la dieta mediterránea

A pesar de sus ventajas, seguir la dieta mediterránea de forma estricta puede hacer que los niveles de hierro y de calcio sean reducidos por consumir menos productos cárnicos y lácteos.

Por ello, se puede consultar al médico si hay que tomar algún suplemento o producto concreto rico en estos minerales. En cuanto al vino, se aconseja que se tome durante las comidas y siempre con moderación, pero no es imprescindible, por lo que se puede suprimir si su ingesta supone algún riesgo para la salud.

. . .

Dieta DASH

DASH es la sigla de Dietary Approaches to Stop Hypertension (Enfoques alimentarios para detener la hipertensión). La dieta DASH es un plan de alimentación saludable que está diseñado para ayudar a tratar o prevenir la presión arterial alta (hipertensión).

La dieta DASH incluye alimentos con un alto contenido de potasio, calcio y magnesio. Estos nutrientes ayudan a controlar la presión arterial. La dieta limita los alimentos que tienen un alto contenido de sodio, grasas saturadas y azúcares agregados.

Los estudios han demostrado que la dieta DASH puede reducir la presión arterial en tan solo dos semanas. La dieta también puede reducir los niveles de lipoproteínas de baja densidad (LDL o colesterol "malo") en la sangre.

La presión arterial alta y los niveles elevados de colesterol LDL son dos factores de riesgo importantes para la enfermedad cardíaca y los accidentes cerebrovasculares.

. . .

La dieta DASH y el sodio

La dieta DASH tiene un contenido más bajo de sodio que la dieta habitual de una persona estadounidense, que puede incluir la enorme cantidad de 3.400 miligramos (mg) de sodio o más por día.

La dieta DASH estándar limita el consumo de sodio a 2300 mg por día. Cumple con la recomendación de las Pautas de Alimentación para Estadounidenses de limitar el consumo de sodio a menos de 2300 mg por día. Básicamente, es la cantidad de sodio de 1 cucharada de sal de mesa.

Una versión con menos sodio de la dieta DASH restringe el consumo a 1500 mg por día. Puedes elegir la versión de la dieta que satisfaga tus necesidades de salud. Si no estás seguro de cuál es el nivel de sodio adecuado para ti, habla con tu médico.

Dieta DASH: qué comer

La dieta DASH es un plan de comidas flexible y equilibrado que ayuda a crear un estilo de vida con una alimentación saludable para el corazón. Es fácil seguir consumiendo los alimentos que se encuentran en tu tienda de comestibles.

La dieta DASH es rica en vegetales, frutas y cereales integrales. Incluye productos lácteos descremados o con bajo contenido de grasa, pescado, carne de aves, frijoles y frutos secos. Limita los alimentos con alto contenido de grasas saturadas, como la carne con grasa y los productos lácteos enteros.

Cuando sigas la dieta DASH, es importante que elijas los siguientes alimentos:

- Alimentos con un alto contenido de potasio, calcio, magnesio, fibra y proteína
- Alimentos con un bajo contenido de grasas saturadas
- Alimentos con bajo contenido de sodio

Porciones recomendadas

La dieta DASH proporciona metas nutricionales diarias y semanales. La cantidad de porciones que debes consumir depende de tus necesidades diarias de calorías.

· · ·

A continuación, se presentan las porciones recomendadas de cada grupo de alimentos para la dieta DASH de 2000 calorías al día:

- Granos: entre 6 y 8 porciones al día Una porción equivale a 1 rebanada de pan, 1 onza (28 gramos) de cereal seco o 1/2 taza de cereal cocido, arroz o pasta.
- Vegetales: entre 4 y 5 porciones al día Una porción equivale a 1 taza de vegetales de hoja verde crudos o 1/2 taza de vegetales crudos o cocidos cortados, o 1/2 taza de jugo de vegetales.
- Frutas: entre 4 y 5 porciones al día Una porción equivale a una fruta mediana; 1/2 taza de fruta fresca, congelada o enlatada; o 1/2 taza de jugo de frutas.
- Lácteos de bajo contenido graso o sin grasa: de 2 a 3 porciones diarias Una porción equivale a 1 taza de leche o yogur o 1 y 1/2 onzas (42,5 gramos) de queso.
- Carnes magras, carne de aves y pescado: seis porciones de 1 onza (28 gramos) o menos al día Una porción equivale a 1 onza (28 gramos) de carne de res, carne de aves o pescado cocida o 1 huevo.
- Frutos secos, semillas y legumbres: entre 4 y 5 porciones a la semana Una porción equivale a 1/3 de taza de frutos secos, 2 cucharadas de mantequilla de maní, 2 cucharadas de semillas

o 1/2 taza de legumbres cocidas (arvejas o frijoles secos).

- Grasas y aceites: entre 2 y 3 porciones al día Una porción equivale a 1 cucharadita de margarina suave, 1 cucharadita de aceite vegetal, 1 cucharada de mayonesa o 2 cucharadas de aderezo para ensaladas.
- Dulces y azúcares agregados: 5 porciones o menos a la semana Una porción equivale a 1 cucharada de azúcar, jalea o mermelada; 1/2 taza de sorbete; o 1 taza de limonada.

Elimina el sodio

Los alimentos que constituyen el centro de la dieta DASH tienen naturalmente bajo contenido de sodio. Por lo tanto, con solo seguir la dieta DASH, es probable que reduzcas tu consumo de sodio.

Puedes reducir la cantidad de sodio todavía más si haces lo siguiente:

- Usa especias o saborizantes sin sodio en lugar de sal.
- No añadas sal al cocinar arroz, pasta o cereales calientes.

- Elige vegetales naturales frescos, congelados o enlatados.
- Elige carne de aves sin piel, pescado y cortes de carne magros, ya sean frescos o congelados.
- Lee las etiquetas de los alimentos y elige opciones con bajo contenido de sodio y sin sal agregada.

A medida que disminuyas el consumo de alimentos procesados y con alto contenido de sodio, tal vez observes que la comida tiene otro gusto. Es probable que el paladar demore en acostumbrarse al sabor. Sin embargo, una vez que lo hagas, quizás descubras que prefieres la forma de comer que propone DASH.

Dieta flexitariana

El término flexitariano se forma al unir las palabras flexible y vegetariano. No lo busques en el diccionario porque no está reconocido por la Real Academia Española. La dieta flexitariana sigue sumando adeptos, motivados unas veces por la búsqueda de un patrón de alimentación sano y otras por el afán de consumir productos más sostenibles desde el punto de vista medioambiental. ¿En qué consiste esta dieta? ¿Sería más correcto hablar de filosofía de alimentación? ¿En qué se diferencia de la dieta mediterránea?

. . .

La dieta flexitariana se basa principalmente en una dieta vegetariana, con la inclusión puntual de alimentos de origen animal. Mayoritariamente, pescados, huevos y lácteos. Cada vez más personas eligen reducir el consumo de alimentos de origen animal, por lo que estarían siguiendo, consciente o inconscientemente, una dieta flexitariana. Aproximadamente el 10% de la población sigue este tipo de dieta", calcula la experta. No obstante, también recuerda que México es uno de los países en los que se consume más carne.

En palabras de un dietista-nutricionista y experto en gastronomía del Instituto Médico Europeo de la Obesidad (IMEO), este modelo "es una alternativa para aquellos que se acercan al veganismo o a la dieta vegetariana pero no quieren renunciar completamente a los alimentos derivados de los animales". La proporción sería, aproximadamente, de un 80% de productos de origen vegetal y un 20% de procedencia animal.

En realidad, más que una dieta sería una filosofía, es decir, una forma de ver la alimentación. La motivación de quienes siguen un patrón flexitariano suele estar más relacionada con preservar el medio ambiente que con el cuidado de la salud. Están atentos a cuestiones como que los alimentos de origen animal provengan de animales que hayan tenido una vida sana y un buen trato. Se trata de buscar lo ecológico, sostenible, bio, respetuoso con el animal y también con la naturaleza en los cultivos.

Su objetivo es evitar la sobreexplotación de los animales y el coste medioambiental que supone su mantenimiento para el consumo humano, debido a que, si continuamos produciendo y consumiendo alimentos de origen animal como hemos estado haciendo hasta ahora, se necesitarán grandes cantidades de agua, tierras de cultivo y uso de fertilizantes, lo que perjudicará al planeta.

Si no fuera por ese matiz de carácter más ideológico, la dieta flexitariana podría equipararse a la mediterránea, que tiene como base hortalizas y verduras (consumo diario) y, en menor proporción, alimentos cárnicos (una o dos veces a la semana).

Así es un menú flexitariano

Este modelo de alimentación se caracteriza por tener en la base de la alimentación hortalizas y verduras combinadas con legumbres, pastas, arroces, harinas, tubérculos y frutos secos.

. . .

El consumo ocasional de alimentos de origen animal se centra principalmente en los lácteos y los huevos y, de forma todavía más esporádica, pescados y carnes.

Un ejemplo de menú típico flexitariano sería el siguiente:

Desayuno

Tostada de pan integral o de centeno con hummus o aguacate y una pieza de fruta/ café o té, una tostada integral con queso y nueces y una fruta/ yogur de soja con almendras y mango.

Media mañana

Una pieza de fruta y un yogur bajo en grasa de soja.

Comida

Lentejas con quinoa y verduras/ hamburguesa de lentejas con brócoli y un acompañamiento de ensalada variada/ fideos de arroz con verduras y gambas/ lasaña de calabacín con soja/ paella de verduras.

. . .

Merienda

Un lácteo con una pequeña cantidad de frutos secos (tres o cuatro nueces, cuatro o cinco cacahuetes…)/ gachas de avena/ tostada con mermelada casera/ fruta y frutos secos.

Cena

Salmón a la plancha acompañado con una parrillada de verduras/ tortilla de ajos tiernos y puré de calabaza/ sopa de fideos y berenjena de soja/ tofu estilo oriental con verduras/ patatas al horno con verduras y garbanzos tostados.

Beneficios para la salud y posibles riesgos

La representante del Codinucova señala que este tipo de alimentación puede mejorar la salud cardiovascular, ya que hay múltiples estudios que demuestran que una alimentación basada en vegetales ayuda a reducir el colesterol. Por otra parte, aporta más cantidad de fibra a la dieta y, por lo tanto, se reduce el riesgo de padecer enfermedades como obesidad, diabetes e hipertensión. También ofrece ventajas frente a la dieta vegetariana estricta: Por regla general no se necesita la suplementación de vitamina B12, ya que se hace un consumo ocasional de alimentos de origen animal que presentan dicho nutriente.

Sin embargo, esta filosofía nutricional puede entrañar ciertos riesgos.

El dietista-nutricionista del IMEO apunta que es frecuente que sus seguidores no se fijen en si los alimentos que consumen son materias primas, procesados o ultra-procesados. Una dieta vegana, vegetariana o flexitariana mal seguida o eligiendo productos industrializados deja de ser una dieta saludable, afirma. Palmeras de chocolate, bombones y patatas fritas, entre otros, son alimentos que podrían incluirse en un perfil veggie, pero no su consumo habitual no es sano. Incluso encontramos personas con obesidad dentro de estas filosofías nutricionales.

3

Testimonios De Personas Que Han Bajado De Peso

REMEDIOS, 20 años

A mediados de marzo del año 2019, Remedios se vio en el espejo y se pesó en la báscula, pesaba 110 kg midiendo 170 cm. Se sintió mal consigo misma, llegó un punto de inflexión donde pensó que debía cambiar su forma física y en ese mismo momento pensó que debía seguir una dieta para bajar rápido de peso, pero este fue su gran error ya que seguía dietas que dañaban su salud y no conseguía los objetivos que se iba marcando, a principios de junio la cosa seguía igual y las cosas no cambiaban, entonces decidió ponerse en manos de un psicólogo para intentar solucionar su gran problema, al empezar la primera sesión dio con la raíz del problema y la ayudó a trazar un plan de acción para poder perder peso progresivamente y hacerlo de una forma fácil de sobrellevar, ya que con su trabajo es algo muy pesado y recae bastante ansiedad sobre ella, al terminar sus ocho sesiones era una persona completamente nueva fue increíble como con su ayuda y el método de una dieta (que me recomendó un nutriologo) para poder perder peso de una forma saludable conseguí crear nuevos hábitos saludables progresivamente que la ayudaron a trazar un plan de acción para seguir una alimentación sana y ejercicio diario para perder peso y a la vez estar en forma. Fue increíble como con el paso de los días su cuerpo iba cambiando y su forma de pensar sobre la comida, aprendió a comer y sobre todo a ser una persona nueva.

Adriana, 35 años

Su experiencia con el método de la dieta DASH fue una experiencia gratificante ya que consiguió perder 15 kilos en 3 meses, gracias al apoyo de su psicólogo y su nutriólogo, a través de ocho sesiones consiguió mejorar sus hábitos y crear un plan de ataque para poder perder peso, lo más importante aquí fue que no siguió una dieta milagrosa ni engaños que te intentan vender, fue muy gratificante ya que disfrutaba comiendo sano y haciendo ejercicio, además fue una gran forma de escape para poder sacar toda su frustración y ansiedad que recaía directamente en la comida, tras hacer el método consiguió modificar por completo esta actitud enfocándose y haciendo técnicas de relajación que el psicólogo le enseñó para poder sobrellevar todo esto que era nuevo para ella.

Ivonne, 25 años

Ivonne me contó su experiencia tras unas sesiones con los psicólogos y su vivencia con un método para bajar de peso, tras estar varios años dejandose y con problemas de ansiedad y saturación por su trabajo, ganó bastante peso y perdió la motivación que tenía. Probó varias dietas y programas de entrenamiento, pero no conseguía nada ya que la mayoría de entrenadores acaban dándote una dieta y un entrenamiento para que lo hagas por tu cuenta y solo contactan contigo una vez al mes, tras varios fracasos, compró un libro el cual habla del uso de la psicología para adelgazar y consiguió empezar a crear hábitos, no satisfecha con eso, se pusó en contacto con los psicólogos y tras unas sesiones con ellos todo fue sobre ruedas, esto lo tiene que difundir ya que a ella le han solucionado los problemas relacionados con la comida y su baja autoestima.

Patricia, 57 años

Kilos que perdió: 20

. . .

Lo que la animó a perder peso: su salud. Patricia siempre había sido activa y sana, pero a medida que envejeció y aumentó de peso, empezó a tener el colesterol alto y a padecer prediabetes.

Pero lo que en realidad la impulsó a perder peso fue ver una foto: "Fui a una boda en el sur de Francia, y cuando vi una foto que me tomaron, me dio mucha vergüenza", recuerda ella. Nunca pensó en sí misma como alguien que tuviera sobrepeso, pero se veía envejecida y muy grande.

Así es como lo hizo: Patricia trabajó con una dietista de la ciudad de México.

Uno de los problemas de Patricia es que estaba en la calle todo el día por su trabajo en ventas, debido a lo cual muchas veces no comía hasta las 4 p.m., y luego seguía sin parar toda la noche. Ahora consume tres comidas al día con dos refrigerios, que pueden ser simplemente una barrita de proteínas o un puñado de galletas ricas en fibra con mantequilla de maní o pollo. "Descubrí que consumir estas comidas pequeñas y frecuentes, cada una con proteína y fibra, fue verdaderamente esencial para controlar el hambre", dice. Se dio cuenta de que los días en los que no se comía el refrigerio de media tarde, se estaba muriendo de hambre por la noche y era mucho más probable que comiera demasiado.

Lo que le pareció difícil por un minuto fue consumir de 35 a 40 gramos de fibra todos los días. Este fue un gran reto al principio, pero ahora simplemente agrega verduras cuando puede: añade champiñones, cebolla y espinaca a una tortilla de claras de huevo por la mañana; se como una ensalada enorme con pollo para el almuerzo; y consume carne magra a la parrilla con una porción grande de verduras al vapor para la cena.

Un consejo para mantenerte en forma es reducir un poco el ejercicio. Patricia pasó de hacer ejercicios cardiovasculares durante cinco horas por semana a solo combinar estos ejercicios con levantamiento de pesas dos veces por semana con un entrenador. Todos esos ejercicios cardiovasculares terminaron estimulándole el apetito, así que comía más y en esencia anulaba las calorías que quemaba. También tienes que intentar caminar lo más que puedas para hacer más ejercicio.

Su consejo de motivación es: sigue viviendo tu vida. Debido a su trabajo, Patricia cena afuera la mayoría de las noches, algo que afortunadamente no ha tenido que reducir. Es muy específica al pedir en los restaurantes: un pedazo de salmón o bistec a la parrilla sin mantequilla ni aceite, verduras al vapor como acompañamiento y una ensalada de la casa con vinagreta balsámica. La debilidad de Patricia es el alcohol, y se da el gusto ya sea con una o dos copas de vino blanco o tinto, o un vodka con agua mineral. Descubrió que si se da el gusto con un par de bebidas, es mucho menos probable que se descuide y pida un postre.

Abigail, 70 años

Kilos que perdió: 15

Lo que la animó a perder peso: Profesionalmente, necesita verse lo mejor que pueda. Quien ha dirigido la empresa de relaciones públicas que lleva su nombre desde el 2002. "Tengo que estar alerta, preparada y vestida muy a la moda, y no me sentía así cuando tenía sobrepeso". Sin embargo, el verdadero momento decisivo fue cuando vio unas fotos que le tomaron el año pasado, durante unas vacaciones en Hawái. "Me veía tan envejecida y cansada", dice. "Fue una advertencia de que necesitaba comenzar un régimen de alimentación saludable... no una dieta, sino definitivamente un modo de vida".

· · ·

Así es como lo hizo: simplemente decidió eliminar el azúcar.

Renunció a mis amados bizcochos, dulces y chocolates, y los reemplazó con frutas muy dulces, como piña y bayas. Las primeras dos semanas fueron difíciles, y a Abigail constantemente se le antojaba comer helados y yogures endulzados con azúcar. Pero en unas cuantas semanas, el deseo de consumir estos tipos de comidas simplemente desapareció, y ella se sentía bien. Además de eso, Abigail no se impuso ninguna restricción en el consumo de calorías. Comió muchas frutas y verduras frescas, además de proteínas magras como pollo y pescado.

Para el desayuno, suele comer avena con uvas pasas y nueces por encima, acompañada de un huevo o una salchicha de pollo. El almuerzo es lo que queda de la noche anterior, muchas veces pollo, verduras, un pedazo de fruta y queso. Su cena consiste en proteínas magras como unas albóndigas de pavo, acompañadas de verduras y media copa de vino. Lo mezcla con agua mineral y le da la sensación de algo dulce para disfrutar con su comida, además de que la hace sentir sofisticada y elegante. Cuando tiene ansias de comer un refrigerio, Howard come fruta y nueces, por ejemplo almendras. Hace un par de meses, también decidió renunciar al trigo, ya que la hacía sentir hinchada, y aunque no ha perdido más peso, siente que tiene mucha más energía. También se asegura de estar acostada para las 9:30 p.m. la mayoría de las noches. Si está dormida, no tiene la oportunidad de permitirse un refrigerio a altas horas de la noche.

Consejo para mantenerte en forma: incorpora ejercicio como puedas. El horario de Abigail no le deja mucho tiempo para hacer ejercicio aparte de los fines de semana.

Con todo y eso, se levanta a las 6:30 a.m. todas las mañanas para hacer algunas flexiones de piernas y estiramientos suaves antes de un día en la oficina, y cuando ella y su esposo pueden escaparse para caminar por la playa antes o después de la cena, lo hacen. Sus pasos son como zancadas y para ella mantenerse a la par de él es una sesión de ejercicios. Los sábados y los domingos va al gimnasio por una hora. Está orgullosa de eso porque no le gusta el gimnasio y siempre es una lucha llegar allá. Pero va, usa la máquina elíptica por 35 o 45 minutos, levanta algunas pesas y hace 15 abdominales, y eso es todo. Termina, y puede irse a su hogar y empezar su día.

Consejo de motivación: busca apoyo social. Abigail le agradece a su esposo, con quien ha estado casada por 15 años, por brindarle el apoyo emocional y la estabilidad que la ayudan a triunfar. Muchas personas comen porque los tranquiliza, pero para ella, tener una relación maravillosa brinda ese mismo nivel de bienestar. Cuando eres verdaderamente feliz es menos probable que comas como una manera de "mejorar tu estado de ánimo".

4

Trastornos Que Se Desarrollan Debido A Una Mala Alimentación

EN ESTE CAPÍTULO te voy a explicar algunos de los trastornos alimenticios que llegan a desarrollarse en personas que llevan una mala alimentación. Es importante saber de estos trastornos debido a que pueden llevar hasta a la muerte. Recuerda que lo importante para bajar de peso es aprender a comer y no tenerle miedo a los alimentos, de igual manera si sufres alguno de estos trastornos es importante pedir ayuda.

LA ANOREXIA

¿Qué es la anorexia?

La anorexia es una condición psicológica caracterizada por el deseo de mantener el peso corporal más bajo posible. Es un trastorno de salud mental asociado con bajo peso corporal, miedo a aumentar de peso, control sobre la dieta y el ejercicio.

Las personas con anorexia otorgan gran importancia al control de su peso y estado físico, hasta el punto de interferir con la vida diaria.

La anorexia afecta a niñas y mujeres con mayor frecuencia, aunque recientemente también se está volviendo más común entre niños y hombres. Esta condición aumenta el riesgo de mortalidad en aquellos que la padecen, debido a las complicaciones asociadas con la condición de suicidio, ingesta de laxantes y ayudas dietéticas y vómitos después de consumir alimentos. Algunas personas comen compulsivamente y luego expulsan lo que se consume (vómitos), de la misma manera que los que sufren de bulimia nerviosa.

Pronóstico de la enfermedad

El pronóstico de la anorexia depende de la rapidez con que se haya diagnosticado la patología y de la voluntad real de curación del paciente. Gracias a la asistencia del psicólogo, sin embargo, es posible resolver completamente la enfermedad con éxito. El tiempo variará de un caso a otro.

Síntomas de anorexia

Los síntomas de la anorexia nerviosa no se asocian simplemente con la pérdida de peso, ya que el trastorno es psicológico, lo que significa que los síntomas que se manifiestan también son emocionales y conductuales.

Los signos físicos de la afección incluyen:

- Fatiga
- Insomnio
- Cabello quebradizo y seco que se cae o se rompe fácilmente
- Piel amarilla
- Falta de períodos menstruales
- Piel seca mareo
- Pérdida de peso excesiva
- Dificultad para expulsar las heces (estreñimiento)
- Recuento sanguíneo anormal
- Mala tolerancia al frío
- Decoloración azul de los dedos

Los síntomas asociados conductuales y emocionales incluyen:

- Vómitos autoinducidos
- Uso de laxantes, enemas o diuréticos
- Períodos de consumo compulsivo de alimentos
- Negativa a alimentarse
- Indisposición para comer en público
- Preocupaciones o falta de interés en la comida
- Irritabilidad
- Pensamientos suicidas
- Depresión o mal humor
- Falta de interés en la socialización
- Saltarse las comidas

Pruebas médicas para la anorexia

La anorexia se diagnostica primero con un control del índice de masa corporal, seguido de un control de la piel, el cabello y la salud de los riñones y el corazón. Además, se comprobará el estado de la ingesta de nutrientes.

¿Cuáles son las causas de la anorexia?

· · ·

La causa de la anorexia es actualmente desconocida y es probable que sea una combinación de varios factores, incluidos factores biológicos, psicológicos y ambientales. La genética podría desempeñar un papel en el desarrollo de la anorexia, ya que hay una mayor probabilidad de que se desarrolle en personas que tienen antecedentes familiares positivos para la misma afección.

Algunos rasgos genéticos, como el perfeccionismo y la sensibilidad, están asociados con la anorexia nerviosa. Los factores psicológicos también pueden contribuir a la anorexia. Algunas de las personas que desarrollan la afección muestran rasgos obsesivo-compulsivos que les facilitan seguir las rutinas y una dieta controlada. Algunas personas pueden tratar de controlar su ansiedad y otras afecciones psicológicas a través de la anorexia. Finalmente, las influencias ambientales también juegan un papel en el desarrollo de la anorexia. En particular, entre las mujeres, el éxito y la autoestima se equiparan con los estándares de belleza, como ser delgada.

Tratamientos para la anorexia

El tratamiento para la anorexia no es un camino fácil, ya que muchas de las personas que presentan la afección no desean buscar ayuda. El tratamiento se proporciona a través de una combinación de factores y recursos, que incluyen terapia, educación nutricional y tratamiento médico, en caso de desnutrición severa u otras complicaciones médicas relacionadas con la anorexia nerviosa. En casos severos de anorexia, puede ser apropiado alimentar al paciente por medio de un tubo especialmente diseñado, ya que el paciente puede negarse a comer o encontrarse en una condición de desnutrición grave.

El tratamiento para la anorexia debe centrarse en varios factores. El peso del paciente debe ser devuelto a un nivel saludable.

También debe aprender que la nutrición es un factor fundamental. Los pacientes a menudo reciben planes de alimentos y objetivos nutricionales para trabajar.

A medida que avanza el tratamiento para restablecer hábitos alimenticios saludables y una nutrición adecuada, los pacientes pueden beneficiarse de las sesiones de terapia, incluida la terapia familiar para adultos jóvenes y adolescentes. La terapia continua es particularmente importante, porque la curación de la anorexia es extremadamente estresante y los pacientes necesitan mucho apoyo.

¿Qué especialista lo trata?

. . .

Para una resolución positiva de la anorexia, a menudo es necesaria la participación de un equipo de expertos compuesto por psicólogos, psiquiatras, dietistas y pediatras.

Tipos de anorexia

La anorexia pura: es cuando lo ideal es conseguir un cuerpo como una sílfide. Así pues son personas que rechazan el ejercicio físico porque el hecho de conseguir musculatura les da terror. Es cuando se presenta una restricción alimentaria tanto por la cantidad como por la calidad de la comida. Están obsesionadas con la delgadez asociada a una fobia de estar gordas. El valor de sí mismas está condicionado a lo que dice la báscula. Algunas se ven toda ellas gordas, otras solo unas partes del cuerpo como el abdomen, los muslos, las cartucheras, etc. En la mayoría de casos tienen mucha vergüenza con su propio cuerpo y por este motivo suelen ir con prendas anchas, suelen evitar mirarse al espejo, ir al mar o la piscina, etc. Padecen un aislamiento social para evitar el riesgo a situaciones cotidianas que les pueda hacer perder el control alimentario.

. . .

Con actividad física: son personas que nunca están quietas y que aprovechan cualquier ocasión para moverse y quemar calorías. Es una tipología caracterizada por la compulsión al movimiento para bajar calorías junto con comer lo menos posible. En su intento de solución para evitar el riesgo de aumentar de peso si comen o para continuar perdiéndolo llevando al mismo tiempo un excesivo régimen alimenticio, suelen ser pacientes que aceptan sin demasiada dificultad el incremento de comida pero no la reducción de la actividad física.

Están todo el día luchando constantemente por no engordar consumiendo calorías con el movimiento.

Con atracones: son las que no consiguen mantener la restricción alimentaria y acaban cayendo en la tentación de comer. A menudo terminan pecando dándose placer con su comida prohibida. Entonces intentan controlar de nuevo su comida prohibida que les hace pecar pero luego caen en la trampa de alternar tiempos de restricción alimentaria con atracones y ese descontrol les lleva a hacer una mejor abstinencia alimenticia, un excesivo control alimentario que luego les conduce a un nueva pérdida de control. Estos sujetos pueden llegar a comer tanto que podrían estar durante muchas horas sin comer nada, como una serpiente cuando ingiere a su grande presa.

. . .

Con vómito: es la variante más frecuente, una evolución de la patología que si no se frena puede llegar a ser uno de los trastornos más invalidantes y peligrosos, para el paciente. El problema suele iniciar con la idea "razonable" de querer compensar el haber comido más de lo necesario, vomitando.

Un "remedio" rápido y eficaz para quien ha comido de forma excesiva o para quién haya transgredido su rígida dieta. Si la persona durante bastante tiempo usa el vomitar para no engordar o seguir adelgazando, este hábito puede transformarse en una compulsión irrefrenable tan placentera de la que es muy difícil salir. Un famoso ya decía que "es sutil el umbral entre el disgusto y el placer".

Con autolesiones: pocos saben que más del 70% de los casos de comportamientos auto-lesivos sin intención suicida van asociados con trastornos alimentarios anoréxicos. Pacientes que se cortan, se rascan hasta sacarse sangre, se queman con cigarrillos, se golpean, se pellizcan hasta sangrar o arrancarse la piel, etc. Es otra variante del problema que hemos estudiado que se asocia normalmente más con el vomito. La intención de hacer este acto es mayoritariamente para sedarse, calmar un malestar emocional (tensión, aburrimiento, dolor, tristeza…) o bien para la búsqueda de un sutil placer perverso. Todos sabemos que los actos masoquistas si se repiten en un tiempo determinado pueden convertirse extrañamente en formas de placer.

Con purgación: nos referimos aquellas que usan laxantes, enemas y cualquier producto diurético para la evacuación intestinal. Observamos que a pesar de haber disminuido mucho el uso de laxantes, suponemos porque se conocen sus efectos negativos colaterales, han aumentado los enemas a base de agua o sustancias como la camomila o parecidos, comer comidas orientales o exóticas, etc. No tiene ninguna evidencia científica que eso ayude a adelgazar. Se genera más una dependencia psicológica que física. Muy frecuentemente las consecuencias de este comportamiento se infravaloran y no se tienen demasiado en cuenta, no solamente por los familiares sino también por otros especialistas que sugieren remedios parecidos o no se esfuerzan a que se dejen de usar. En nuestra experiencia es de máxima importancia que, en estos casos, cesen los tipos de purgación porque no son accesorios al trastorno alimentario sino que son potentes factores autónomos de mantenimiento y agravamiento de la patología misma.

Con abuso de sustancias: muchos pacientes usan la cocaína o anfetaminas y cualquiera de sus derivados como solución disfuncional para no sentir hambre ni cansancio y así poder estar días sin comer. A menudo encontramos casos que cuando la chica cree que ha engordado consume drogas para poder perder rápidamente y fácilmente los kilos que piensa que le sobran. Realmente es una solución intentada muy disfuncional porque encima de no solucionar el trastorno alimentario que padecen, se construye paralelamente una dependencia a sustancias que acaba complicando el cuadro.

Con polisintomática o con trastorno borderline de personalidad: detectaremos esta modalidad a esos pacientes que han presentado los diversos comportamientos patológicos relacionados con la comida, alternándolos en el transcurso del tiempo. Como si fuera una especie de experimentación en la búsqueda mejor para no engordar o para adelgazar. Aunque pueden ser chicas jóvenes vemos que ya tienen una larga historia con la patología. Y observamos que más allá de las conductas alimentarias disfuncionales presentan elevada inestabilidad afectiva de su propia imagen y de las relaciones interpersonales, dificultad de controlar la rabia y los impulsos, sentimientos crónicos de aburrimiento y vacío, y dificultad a marcarse y mantener los objetivos. En estos casos debemos de centrar el tratamiento a la expresión dominante del trastorno. Y aunque presenten diversos trastornos como por ejemplo vómito con autolesiones y trastorno límite de personalidad, primero solucionaremos el problema alimentario junto con las autolesiones. Puesto que solucionando definitivamente éste los pacientes pueden no presentar más ninguna característica de borderlines.

. . .

LA BULIMIA NERVIOSA

¿Qué es la bulimia nerviosa?

La bulimia nerviosa es un trastorno de la conducta alimentaria (TCA) que se caracteriza porque las personas que la padecen suelen darse atracones recurrentes en los que ingieren grandes cantidades de comida en un espacio corto de tiempo.

La bulimia es una enfermedad con una gran predominancia femenina, ya que afecta a unas 9 mujeres por cada varón, y cuya aparición se ha adelantado un poco en el tiempo y suele aparecer entre los 16 y los 20 años.

En la última década la prevalencia y la incidencia se ha mantenido estable. Se estima que la bulimia nerviosa afectaría aproximadamente al 2% de la población. Además, en torno al 4% de la población tiene TCA no especificados, de los "cuales algunos realizan atracones o conductas de purga, pero no tienen los criterios diagnósticos completos de la bulimia nerviosa", explica el jefe de la Unidad de Trastornos de la Conducta Alimentaria del Hospital Clínico San Carlos, de Madrid.

. . .

Las personas con bulimia tienden a restringir la alimentación con el objetivo de perder peso. Sin embargo, el hambre y la impulsividad, como parte de un malestar psicológico más profundo, les lleva a realizar un consumo en atracón. Este generalmente se produce en la tarde-noche.

Precisamente los alimentos que protagonizan los atracones, y que ingieren en grandes cantidades, suelen ser aquéllos que intentan evitar: dulces, bollería, pasta, pan.

El atracón conlleva un gran sentimiento de culpa, "que es el que les lleva bien a consumir laxantes, bien a realizar ejercicio de forma excesiva o bien a realizar conductas de purga. Éstas últimas producen una pérdida de electrolitos, como sodio y potasio, que pueden ponerles en riesgo de sufrir alteraciones cardiacas, hipotensión, y alteraciones fisiológicas que pueden poner en peligro su vida o producir consecuencias físicas graves".

Causas

La bulimia es una enfermedad que nada tiene que ver con un capricho. Las pacientes suelen tener baja autoestima, dificultad en las relaciones interpersonales, inestabilidad anímica, traumas, disregulación emocional, sentimiento de vacío… Ese malestar hace que busquen su identidad en la delgadez y de esta forma surge el cuadro clínico.

Así, aunque la sociedad presenta la delgadez como una tarjeta de presentación del éxito, es ese malestar psicológico lo que lleva a las pacientes a querer estar delgadas. "La sociedad no es la única culpable. En otras épocas, el malestar se traducía en otras conductas. Pero hoy con este mensaje social, el malestar de estas chicas les lleva a tener estos trastornos".

De esta forma, en el origen de esta enfermedad intervienen factores biológicos, psicológicos y sociales que desvirtúan la visión que el enfermo tiene de sí mismo.

La limitación de los alimentos impuesta por el propio enfermo le lleva a un fuerte estado de ansiedad y a la necesidad patológica de ingerir grandes cantidades de alimentos.

Hasta el momento se desconoce la vulnerabilidad biológica implicada en el desarrollo de la enfermedad y son más conocidos algunos factores desencadenantes relacionados con el entorno social, las dietas y el temor a las burlas sobre el físico. Muchos de los factores coinciden con los de la anorexia, como los trastornos afectivos surgidos en el seno familiar, el abuso de drogas, la obesidad, la diabetes mellitus, determinados rasgos de la personalidad y las ideas distorsionadas del propio cuerpo.

Es importante aclarar que los trastornos de la conducta alimentaria no suelen aparecer cuando se manifiesta uno de estos factores sino que es la confluencia de varios lo que puede llevar a que aparezca la bulimia.

Síntomas

Los bulímicos tratan de ocultar las conductas de purga, por lo que la enfermedad suele pasar desapercibida durante mucho tiempo al no presentar reducciones de peso tan grandes como lo hace la anorexia. Los síntomas típicos de un cuadro de bulimia son los siguientes:

- Atracones o sobreingesta de alimentos: La persona come una gran cantidad de alimentos en un espacio de tiempo muy corto y no tiene control sobre la ingesta. El objetivo del atracón es saciarse. Los pacientes intentan evitar los lugares en los que hay comida y procuran comer solos, por lo que su comportamiento suele ser asocial, tienden a aislarse y la comida es su único tema de conversación. Además, la falta de control sobre los alimentos les produce grandes sentimientos de culpa y vergüenza.

- Uso de laxantes: Para prevenir el aumento de peso y compensar el atracón o el exceso de comidas, el enfermo se provoca vómitos, utiliza laxantes, diuréticos, fármacos, o recurre a otros medios que le permitan controlar el peso, como la práctica abusiva de actividades deportivas.

- Repetición: Los ciclos de atracones y vómitos se manifiestan un mínimo de dos veces por semana.

- Baja autoestima.

Además de las manifestaciones generales se pueden distinguir:

Alteraciones psicológicas

Los enfermos con bulimia nerviosa se caracterizan por una gran impulsividad y un bajo autocontrol.

· · ·

Esto puede provocar que, además de los atracones, los bulímicos tienden a meterse en situaciones peligrosas o entrar en discusiones con facilidad, teniendo grandes cambios de humor.

Además, la frecuencia de una baja autoestima lleva a la aparición de síntomas de depresión y ansiedad y al abuso del alcohol y las drogas o de adicciones sin sustancia.

Síntomas físicos

En cuanto a los signos físicos que evidencian la enfermedad se encuentran la debilidad, dolores de cabeza; hinchazón del rostro por el aumento de las glándulas salivales, sobre todo las parótidas, problemas con los dientes, mareos, pérdida de cabello, irregularidades menstruales, y bruscos aumentos y reducciones de peso, aunque generalmente no sufren una oscilación de peso tan importante como la que se manifiesta en la anorexia. La bulimia puede ir acompañada de otros trastornos, como la promiscuidad sexual.

Las consecuencias clínicas son:

- Arritmias que pueden desembocar en infartos.
- Deshidratación.

- Intestino irritable y megacolon.
- Reflujo gastroesofágico.
- Hernia hiatal.
- Caries dentales.
- Pérdida de masa ósea.
- Perforación esofágica.
- Roturas gástricas.
- Pancreatitis.

Signos de alarma para las familias

Según diferentes estudios que se han realizado respecto a esta afectación, hay ciertas conductas que pueden hacer sospechar a los padres de que existe un problema en sus hijos relacionado con la bulimia. Estos serían:

- Ir al baño inmediatamente después de comer.
- La desaparición de comida en el domicilio.
- Evitar sentarse a comer con la familia pero comer más tarde a escondidas y de forma impulsiva.
- Evitar los contactos sociales si van acompañados de comida.
- Alteraciones en el esmalte dental. En muchas ocasiones son los dentistas quiénes dan la voz de alarma de que puede existir un cuadro de bulimia al comprobar el deterioro en el esmalte dental -producido a consecuencia de

conductas de purga- en una visita de rutina o
por otras causas.
- Cambios de carácter.

Las pacientes son inestables emocionalmente. Pueden
mostrar otras conductas impulsivas, como las autolesiones
o la compra excesiva, que muchas veces se traduce en
inestabilidad emocional y de carácter e irritabilidad, que
puede ser detectada por sus familias.

Prevención

La prevención de la bulimia tiene que realizarse con un
enfoque multidisciplinar. Los especialistas destacan la
importancia que tiene la prevención social y la colabora-
ción de modelos, diseñadores, presentadores de televisión,
publicistas y deportistas, entre otras profesiones para
reducir los mensajes que se lanzan a la población que
inciden en la pérdida de peso de forma irresponsable y
engañosa y en las tallas de la ropa.

A nivel familiar conviene insistir en que las familias sigan
una dieta equilibrada, como la mediterránea, y que se
evite la obsesión por la dieta, el peso o la imagen
corporal.

. . .

Por otro lado, es recomendable que no haya una protección excesiva de los padres sobre los hijos. Esto facilitará la autonomía del adolescente y que éste sea capaz de resolver problemas y tomar sus propias decisiones.

Por último, desde la escuela se puede educar a los niños sobre alimentación y nutrición, así como fomentar la autoestima, las habilidades sociales y comunicativas.

Tipos

En esta enfermedad se pueden distinguir dos subtipos:

Purgativo

Durante el episodio de bulimia nerviosa el enfermo recurre a los vómitos u otros métodos purgativos, como laxantes y diuréticos, para evitar el aumento de peso.

No purgativo

En este caso la persona con bulimia emplea otras conductas compensatorias como el ayuno o el ejercicio físico compulsivo, pero no recurre a vómitos, diuréticos o laxantes con el fin de no engordar.

Diagnóstico

Según algunas investigaciones, la intervención precoz es fundamental para que la remisión se produzca y lo haga lo antes posible. Es una enfermedad de tratamiento psiquiátrico y psicoterapéutico. Debajo hay un malestar que hay que identificar en cada paciente de forma individual para poder abordarlo. El descontrol con la comida es una forma de tapar lo que realmente les pasa/ese malestar que está debajo.

Desde Atención Primaria los facultativos pueden sospechar de la aparición de un cuadro de bulimia nerviosa si una persona está demasiado preocupada por el aumento de su peso y presenta grandes fluctuaciones, en especial si existen signos evidentes de una utilización excesiva de laxantes.

Otras pistas incluyen la tumefacción de las glándulas salivales de las mejillas, la presencia de cicatrices en los nudillos por haber usado los dedos para inducir el vómito, la erosión del esmalte dental debido al ácido del estómago y un valor bajo de potasio sanguíneo.

. . .

Sin embargo, el diagnóstico resulta complicado ya que los episodios de voracidad y vómitos se ocultan con facilidad.

Además, algunos síntomas pueden ser confundidos con los de otras patologías.

Para un diagnóstico adecuado es necesaria una entrevista psiquiátrica que desvele la percepción que el enfermo tiene del propio cuerpo y la relación que mantiene con la comida.

Asimismo, es necesaria una exploración física completa para detectar los trastornos fruto de su comportamiento alimenticio.

Tratamientos

En el tratamiento de la bulimia el primer paso es la evaluación de la paciente por parte del psiquiatra. Tras ella hay dos abordajes: farmacológico y psicoterapia, aunque lo ideal es que el tratamiento combine ambos.

. . .

El uso de fármacos permite mejorar los atracones, la impulsividad, las conductas de purga. Además, permiten que la psicoterapia pueda realizarse y sea eficaz. A través de este abordaje psicológico se dota a las pacientes de herramientas para controlar la impulsividad, la inestabilidad emocional, para mejorar su autoestima y sus relaciones interpersonales.

Otra parte del tratamiento debe centrarse en el abordaje nutricional, en un estrecho trabajo con endocrinólogos y nutricionistas, para garantizar la salud física y orgánica de las pacientes. Se trata, en definitiva, de instaurar hábitos de vida saludable y de autocuidado para que las pacientes puedan tomar el control de su salud. Muchas veces las pacientes asocian el tratamiento a engordar, con lo que tenemos dificultad para que se adhieran al tratamiento. Hay que hacerles entender que nadie quiere que ganen peso, sino que estén sanas dentro de los cánones de peso y que el objetivo es que dejen de sufrir.

¿Cómo pueden actuar las personas cercanas al enfermo?

La mejor forma para ayudar a una persona bulímica es tomar conciencia de que tiene un trastorno de la conducta alimentaria. Algunas recomendaciones que puede seguir su entorno son:

- Evitar comentarios críticos sobre el peso, la comida, etc.
- Entender que la bulimia es un problema grave, no tonterías de la persona que lo sufre.

- Intentar no controlar al enfermo todo el tiempo y hablarle únicamente del problema. De esta forma evitarán que se sienta agobiado y fomentarán que tenga la percepción de apoyo y comprensión.

- Dejar de lado chantajes como "si comes, te compraré algo que quieres". Estas fórmulas no sirven de nada y empeoran la situación.

5

¿Cómo Afrontar Psicológicamente Una Pérdida De Peso?

AFRONTAR una pérdida de peso consecuente de un cambio de vida no siempre es fácil. Esto es todo lo que te ocurre en el plano psicológico antes, durante y después de perder peso.

Cambiar de hábitos de vida a unos mucho mejores donde el ejercicio y la buena alimentación están presentes, no es un camino de rosas. Y no porque los beneficios no sean positivos desde que comienzas, sino porque el sacrificio físico y mental es evidente, sobre todo al principio cuando la puesta en marcha desde cero es más costosa que en el mantenimiento. En ese momento, sólo tendrás que ocuparte de alargar en el tiempo eso tan bueno que ya hemos construido y no descuidarlo. De cuidar tu nuevo estilo de vida.

. . .

La mente es poderosa en todos los sentidos y empuja incluso más que nuestro lado físico.

Incluso cuando nuestro cuerpo no responde, es ella quien tira de él para sacarlo a flote y extraer energías de reservas tan profundas que ni sabíamos de su existencia.

Afrontar una pérdida de peso o un cambio corporal consecuente de un cambio de vida e incorporación de la actividad física y la dieta correcta, tiene una parte mental esencial. Cuerpo y cabeza se unen para ir hacia un mismo objetivo: sentirse y estar sana.

No es plantearse la vida como un régimen y una tortura en el gimnasio, sino una serie de metas que queremos conseguir y que vamos a cumplir poco a poco. Es por eso que hay que darle importancia a cuidar la cabeza: antes, durante y después de esta transición. Empecemos.

UN DIARIO DE VIAJE

Agarra una libreta bonita y amplia, donde anotes cada día tres cosas:

. . .

1. ¿Cómo me he alimentado hoy? en qué has mejorado tu nutrición y cómo es cada día (cuando pase el tiempo y veas este pequeño 'diario', verás las recetas que empezabas a hacer, las ideas de menús y sabrás cómo distribuías los nutrientes durante el día, qué cosas te hacían sentir con energía, cuáles cansadas, cómo equilibrabas los días más calóricos. Dejar constancia de tus progresos para recobrar la inspiración).

2. ¿Cuánto y cómo me he movido hoy? Esto es el ejercicio y el tipo de actividad física diaria. Incluso el tipo de rutina deportiva, tus días de descanso... En resumen, tener un control sobre la actividad deportiva que haces, para cambiar rutinas cuando sean necesarias, pesos, ejercicios que no te van bien...

3. ¿Cómo me he sentido hoy? Anota cómo estás anímicamente hablando, si hay o no ansiedad, cansancio, energía, buen humor... Pero todo en el plano emocional. No descartes acompañar este proceso de un psicólogo.

Esto no es un objeto de tortura y castigo, de hecho, es importante que veas cómo coincide y repercute en ti las semanas que comes mal o no te mueves, lo que necesitas cuando te viene la regla y cómo responde tu cuerpo y tu cabeza a todo este cambio, que entiendas que este cambio no es para conseguir una talla ni una imagen, es algo que va mucho mas allá de eso.

No es para juzgarte, sino para conocerte un poco más a ti misma, reconocer todo el esfuerzo y cómo has llegado hasta ahí.

ANTES DE PERDER PESO

Muchas veces, pueden más las ganas o las fantasías de cómo vas a sentirte una vez conseguida tu meta, que el plano emocional del que partes no cobra la importancia que tiene, y vaya que tiene mucha importancia.

Claro que siempre es un buen día para empezar a sentirte mejor, pero en ocasiones elegimos el peor momento para hacerlo y por eso fracasamos.

Es mejor reconocer cómo estamos, decidir cuándo empezar y prepararse psicológicamente para los cambios y los esfuerzos. Estos son los puntos más frecuentes para analizar, según un estudio, llevado a cabo por los nutricionistas más importantes.

. . .

Esto no se trata de una imagen, sino de conseguir tu bienestar

- Entiende que estamos programados para sobrevivir: por lo que no le sienta a nuestro organismo bien verse reiteradamente sometido a medidas privativas de los elementos que necesita para mantenerse con vida, perder peso involucra un complejo conjunto de procesos que repercuten profundamente en toda la fisiología de la persona. Nuestra mente, al cambiar la cantidad, calidad, tipos y proporciones de nuestros alimentos, estamos básicamente cambiando los elementos más básicos que constituyen nuestro cuerpo y cabeza.

- La calidad de los alimentos, el arma del buen humor: todo proceso mental se vera afectado positiva o negativamente en relación a las alteraciones que realicemos en nuestra alimentación, desde el empleo de la memoria, la gestión de emociones, el manejo y la percepción del estrés, la capacidad de poner en acción nuestros planes y mantenerlos hasta alcanzarlos, hasta la forma en la que nos relacionamos con las demás personas.

Cuando haces dieta o escuchas la palabra dieta tu cerebro la relaciona con pasar por un proceso de hambruna donde los recursos son limitados o inexistentes, tu parte consciente sabe que es importante mantenerse saludable pero tu subconsciente no lo acepta y comienza una batalla constante.

- Busca apoyo: cambiar de hábitos ocasiona una situación estresante que, junto al esfuerzo de entrenar, la reestricción del azúcar o grasa, ocasiona cambios de humor, irritabilidad, etc. Es en este momento donde necesitas apoyo de las personas mas cercanas. La relación entre las emociones y la pérdida de peso es bastante tangible, ya que lo que comemos es práctica y literalmente lo que tenemos en la mente.

- Recuerda el porqué: de todo lo que estás haciendo, en los momentos más bajos. Anota en tu diario de viaje todos los motivos por los que has decidido cambiar tu vida.

Los días grises forman parte del decorado. Antes de empezar tu cambio, no seas tan negativa pero tampoco tan positiva.

Como cada 'batalla', habrá pasos duros donde la disciplina, la voluntad y el esfuerzo tendrán que estar muy presentes. Y también habrá días de fallos, no pasa nada, aprende a permitirte un momento de flojera y al día o comida siguiente, vuelves a hacer las cosas bien. No todo se va al traste por no entrenar un día o comerte una pizza bañada en helado.

- Cada paso cuenta: y aunque cueste, es el camino hacia un bienestar.

A sentirte más ágil, fuerte, estar mejor alimentada, tener energía... A estar sana. Por muy pequeño que sea, sé consciente que todo cuenta.

- No renuncies a la vida social: adáptala a tus planes, no tienes que dejar de salir ni ir con una ensalada en el bolso. Explora restaurantes, ahora hay mil opciones, aprende nuevas recetas, haz cenas en casa, realiza otros planes con la gente que quieres que no sea sólo comer o cenar. Puedes pasear, montar en bici, ir de compras, bañarte en la piscina, etc. No veas un problema, sino una oportunidad.

DURANTE Y DESPUÉS LA PÉRDIDA DE PESO

Una vez llegado al objetivo corporal deseado (no a la estética) sino a un rango saludable de varios parámetros de % de grasa corporal y X masa libre de grasa, empieza la fase de mantenimiento. Aquí parece que hemos alcanzado una velocidad de crucero y el plano mental sale fortalecido al haberse adaptado al cambio y romper con lo anterior. Ahora hay que centrarse en mantener eso que ya has conseguido.

Lo más común es afrontar una especie de disforia o rechazo de nuestra propia imagen (aunque ésta nos guste), y la mente tiene que enfocarse más en el plano físico.

- Cuestión de piel: si los cambios son muy grandes y la pérdida de peso es bastante notoria, el exceso de piel puede ser tal problema que es probable que obstaculice la reconciliación con la propia imagen. En casos no extremos, la tonificación del ejercicio y el uso de cremas reafirmantes, mientras se adelgaza, deberían ser suficientes para evitar tejido colgante. Pero si es así, tendrás que reconciliarte con tu nueva imagen y abrazar sus pros y sus contras.

- Pecho: aquí es donde se nota mucho la pérdida de peso en las mujeres. La lactancia, la gravedad, el paso y el tiempo son factores que influyen en la pérdida de firmeza de la piel, esta es otra parte que hay que cuidar con cremas específicas y sujeción adecuada durante todo el proceso.

. . .

- **Tu estilo:** es normal que tengas que comprarte ropa nueva porque la antigua no te valga. Aquí posiblemente puedes sentirte perdida porque quizás no sepas por dónde empezar. La ropa dice mucho de ti, aprovecha para atreverte, probar, experimentar...

- **Reconocerse en el espejo:** esto ocurre sobre todo con la cara de la nueva imagen, a veces las pérdidas de peso son tan grandes que hasta cambian los rasgos y es lento el proceso de reconocimiento ante el espejo.

Cambiar a mejor cuesta, pero merece la pena.

6

Podemos Adelgazar Con La
Mente: 9 Consejos Psicológicos

Lo SABEMOS, la ansiedad y la comida van compulsivamente de la mano. ¿Es hambre real o emocional? Tus emociones afectan a tu relación con la comida. ¿Cómo?

Las emociones nos engordan y nos adelgazan porque la relación entre lo que sentimos y lo que comemos es directa. Si desenmascaramos cuál es el problema, nuestra mente nos ayudará a adelgazar.

1. DESCUBRE LO QUE ESCONDEN TUS KILOS

¿Es grave tener sobrepeso? Sí, si sientes que tu cuerpo está fuera de tu voluntad. Sí, sí es una exigencia estética y te impones tener un peso"ideal" en tu vida "ideal". Sí, sí este problema hiere tu ego. Si este es tu caso, es el momento de preguntarse si tu malestar y tus kilos de más están escondiendo algo que no se ve en la superficie.

Hay que aprender a afrontar las emociones sin recurrir a planes de adelgazamiento que desvíen la atención. Entre dietas y comilonas muchas están sin atender, por ejemplo, la sensación de vulnerabilidad. Parecer siempre fuerte es muy difícil si no te acorazas tras los kilos...

2. NO LUCHES CONTRA TU CUERPO

Cuando comprendas que no puedes resolver tus problemas mediante la comida, busca ayuda. Piensa que depender de la comida como única vía de gratificación no es "mejor" que pedir ayuda durante un tiempo. Tampoco puedes creer que solo necesitas fuerza de voluntad porque cuando renuncias a comer se convierte en una obsesión.

Si quieres llevar "una dieta ideal "para tener "el peso ideal", las intenciones son muy buenas, pero los resultados son pésimos. Hay que liberarse de los grilletes de la comida. Hay que empezar a escuchar el cuerpo sin luchar contra él. Cuidarlo cuando está cansado, nutrirlo sí tiene hambre y quererlo cuando necesita afecto.

3. REVISA TUS CARENCIAS EMOCIONALES

· · ·

Si comes sin hambre, lo más probable es que te excedas, porque estarás bajo los efectos del "hambre emocional", que es precisamente la que no controlas. Revisa tus emociones y así reconocerás por qué tu cerebro te lleva a comer así.

Y déjate guiar libremente por los deseos: ¿un plato caliente?

¿Algo ligero? ¿Dulce o salado? Permite que tu deseo quede satisfecho, regálate ese placer. Y simplemente deja de comer cuando sientas que ya es 'suficiente'. Así, estarás en condiciones de reconocer tu nivel de satisfacción de hambre emocional y de hambre real.

4. ALÍATE CON TU CEREBRO

Intenta hacer un cambio mental, de ti y de tu imagen.

Compartir tus asuntos con tus amigos más íntimos, en lugar de compensar los problemas abalanzándote sobre las tabletas de chocolate. A veces, es la necesidad de comunicación y el afecto insatisfecho lo que nos induce a comer.

. . .

Ten presente la imagen "ideal" para ti de ti misma, la que quieres alcanzar. La vas visualizando y así tu cerebro se convierte en un aliado y tu cuerpo querrá llegar a hacerla realidad. Poco a poco, dejarás atrás el hecho de alcanzar la satisfacción efímera a través de un atracón.

5. QUIÉRETE MÁS ANTE UN ATRACÓN

Mientras haces el proceso, si caes en un atracón sin ningún control, lo último que tienes que hacer es odiarte por tu "debilidad".

Ya está hecho: disfruta ahora de los sabores, las texturas, el color y el aroma de lo que estás llevándote a la boca. Es un buen recurso para dejar de "devorar".

Y no te avergüences, porque no has hecho nada malo. Después de la comilona, sé amable contigo misma, perdónate y en ningún caso te prives de comer al día siguiente ni te saltes comidas para compensar. Si recurres después, para castigarte, a ayunos o dietas drásticas, lo más probable es que en el momento menos pensado vuelvas a recaer en el atracón.

6. VISUALIZA TU NUEVO ESTADO IDEAL

. . .

Come como si te sintieses delgada y hazlo a la vista de todos.

Como si ya hubieras conseguido tu peso ideal, así tu cerebro te ayudará a conseguirlo. Prepara algo que te guste mucho, hazlo con esmero y dedicación y siéntate tranquila a la mesa. Cuanta más atención pongas en la preparación de la comida, más consciente harás este momento.

Y siempre sentada en la mesa. Sentarse a comer significa "decidirse" a comer: saber lo que estás haciendo, viendo lo que vas a llevarte a la boca, relacionándote de manera cercana y natural con los alimentos.

7. MIENTRAS COMES, SOLO COME

Elimina todas las convicciones que causan "obesidad mental" reeducando tu mente. Cuanto más fácil creas que es perder peso para ti, más fácil será. Utiliza la palabra para reprogramar tu manera de pensar. Y no te entretengas viendo la televisión ni leyendo el periódico ni poniéndote música.

. . .

Es importante disfrutar de los sentidos mientras comes. Cuando comas, come. Busca un ambiente agradable y confortable y evita el estrés mientras comes.

8. CAMBIAR DE DENTRO HACIA FUERA

Es importante que tengas muy presente el cambio que se va gestando. Y que este cambio es de dentro hacia fuera. A medida que revisas tus emociones, que tu cerebro visualiza la nueva imagen, el cuerpo la hace realidad.

Haz de esta imagen un hábito, recuérdala a lo largo del día. Verás como eres más consciente de lo que te llevas a la boca, sin engañarte.

Anímate a hacer un diario. Apunta tus sensaciones, sentimientos, deseos... Escribe y vive, en vez de "atragantarte" con lo que querrías eliminar de tu vida.

9. NUTRIR LA MENTE Y EL CUERPO

Cada alimento no solo nos proporciona nutrientes, también nos aporta energía, nos afecta de forma emocional y cognitiva y tiene bastante que ver con nuestras reacciones.

Una forma de tomar conciencia es preguntarte cómo ha recibido tu cuerpo cada uno de los platos que le has ofrecido.

¿Cómo ha reaccionado ante la ensalada, la paella, el pastel?

¿Cuáles te han satisfecho más o te han proporcionado mayor grado de bienestar? ¿Cuáles deseas volver a probar? Te ayudará a crear una relación nueva con la comida.

7

¿Qué Pasa Con Las Dietas Para Adolescentes?

DIETAS RICAS EN PROTEÍNAS. Dietas bajas en grasas. Dietas vegetarianas. Dietas sin hidratos de carbono. Con tanto interés por las dietas, ¿cómo puedes saber cuáles son saludables y cuáles no lo son?

La gente se pone a dieta por muchos motivos diferentes. Algunas personas tienen un peso excesivo y nada de saludable y necesitan prestar mayor atención a sus hábitos alimentarios y de ejercicio físico. Otras hacen deporte y desean estar en las mejores condiciones físicas. Otras creen que tendrían mejor aspecto si perdieran unas cuantas libras (o unos pocos kilos).

Mucha gente se siente presionada a perder peso y prueba distintos tipos de dietas.

. . .

Pero, si realmente necesitas perder peso, mejorar tus hábitos alimentarios y de ejercicio físico te ayudará más que cualquier dieta milagro.

¿Las dietas pueden ser insanas?

Todo el mundo necesita ingerir suficientes calorías para que sus cuerpos funcionen bien. Cualquier dieta que implique ingerir diariamente una cantidad de calorías inferior a la necesaria puede ser peligrosa. Las dietas extremas bajas en grasas también pueden ser nocivas para ti. Todo el mundo necesita ingerir cierta cantidad de grasa a través de la dieta; por eso, nadie debe seguir una dieta completamente exenta de grasas.

Aproximadamente el 30% de las calorías totales deben proceder de las grasas.

Tampoco te dejes engañar por las dietas que prohíben comer determinados grupos de alimentos. Una dieta que te prohíba los hidratos de carbono, como el pan o la pasta, o que solo te deje alimentarte de fruta es insana. No te dejará incorporar todas las vitaminas y minerales que necesitas. Y, aunque es posible que te permita perder peso, lo más probable es que, a la larga, lo vuelvas a recuperar.

. . .

Algunas personas empiezan a hacer dieta porque creen que todos los problemas que tienen en la vida se deben a su sobrepeso. Otras tienen un área en su vida que no pueden controlar, como un padre alcohólico; por eso, se centran en algo que sí que pueden controlar: como el ejercicio físico y lo que comen.

Comer demasiado poco (anorexia) o comer mucho solo para vomitarlo (bulimia) son dos trastornos de la conducta alimentaria. A algunas personas les cuesta mucho controlar lo que comen. Pueden comer toneladas de comida y sentir que no pueden parar de comer (trastorno alimentario compulsivo o trastorno por atracón). Los trastornos de la conducta alimentaria son nocivos para la salud de la persona. Las personas que padecen este tipo de trastornos necesitan tratamiento médico (y psicológico) inmediato.

Entonces, ¿cómo puedo perder peso de una forma saludable?

Si eres adolescente, ten cuidado con ponerte a dieta. Las dietas extremas te pueden causar problemas si no ingieres la cantidad ni el tipo de nutrientes que necesitas. Pero comer de forma saludables y hacer tentempiés saludables, así como hacer ejercicio físico te pueden ayudar a perder peso, al tiempo que creces con normalidad. El ejercicio físico regular puede ayudar a los adolescentes a sentirse más sanos y mejor consigo mismos.

La mejor forma de hacer dieta es ingerir una cantidad variada y suficiente de alimentos saludables. Ponte como objetivo ingerir más fruta y verdura, más cereales integrales, y beber agua en vez de bebidas azucaradas, como los refrescos y las bebidas deportivas. Reduce de forma considerable las carnes de alto contenido en grasas (como las hamburguesas y las salchichas), los fritos, los dulces y otras comidas "basura".

Si te preocupa tu sobrepeso y crees que deberías perder peso, habla con tu médico o con un dietista titulado.

Formas estupendas de estar sano

Si estás listo para hacer cambios, he aquí una serie de consejos de eficacia probada:

- ¡Haz ejercicio físico! Mantente activo cada día. Ve caminando a tu centro de estudios, apúntate a clases de gimnasia, encuentra un deporte que te guste o baila en tu habitación. No importa lo que hagas, ¡basta con que te muevas!

- Bebe leche descremada, semidescremada o agua en vez de bebidas azucaradas.
- Come por lo menos cinco raciones al día de fruta y verdura.
- Come una amplia variedad de alimentos con proteínas, como carne magra y carne de ave, pescado, marisco, legumbres, productos de soja y frutos secos.
- Come cereales integrales (como la pasta y el pan elaborados con harina integral o de avena); aportan mucha fibra, que ayuda a sentirse lleno.
- Desayuna todos los días. Los estudios indican que la gente que desayuna rinde más en los estudios, tiende a comer menos durante el día y tiene menos probabilidades de desarrollar sobrepeso.
- Fíjate bien en el tamaño de las raciones.
- Limita comer fuera de casa y elige siempre raciones pequeñas en los restaurantes de comida rápida. Evita las súper-raciones, aunque te parezca que salen mejor de precio.
- No tomes pastillas para adelgazar, ni siquiera las que se venden sin receta médica.

Signos de alarma

¿Cómo puedes saber si tu dieta está fuera de control? Entre los signos de alarma, se incluyen los siguientes:

- Sigues haciendo dieta, incluso cuando dejas de tener sobrepeso
- Comes en secreto, robas comida o notas que pierdes el control cuando comes
- Piensas en la comida constantemente
- Limitas tus actividades o evitas a tu familia y amigos debido a la comida o a la necesidad de hacer ejercicio físico
- Le tienes miedo a la comida
- Llevas ropa holgada para ocultar tu delgadez
- Vomitas después de comer o utilizas laxantes
- Te sientes débil, como si se te fuera la cabeza, o mareado por no comer

Si tú o alguien que conoces presenta cualquiera de estos signos, cuéntaselo a un adulto de confianza o a un médico.

8

Desayunos Sin Pan Saludables
Para Tu Dieta

Existen muchas opciones de desayunos sin pan ni harinas, tanto dulces como salados. Te daré ideas y recetas, así como un completo menú semanal en el que integrarlas.

El pan del desayuno es algo muy habitual en la dieta mediterránea, tanto en el desayuno como en la propia comida. Sin embargo, aunque los cereales integrales sean una parte importante de nuestra dieta, un desayuno sin pan no solo es posible sino también delicioso.

La fruta, el tofu, las verduras y las setas, así como las preparaciones con chía, son propuestas fantásticas y nutritivas que podemos incorporar. Sin olvidarnos de cereales sin gluten como el arroz, el trigo sarraceno o el mijo. Son una opción fantástica para hacer estilo porridge o también en un bol.

El arroz con fruta o verduras salteadas, así como setas y tofu, es una opción de desayuno frecuente en Asia que no debemos pasar por alto.

A continuación, te ofreceré una lista de ideas para desayunar sin pan, así como tres recetas de desayuno sin pan que me encantan. Este tipo de propuestas de desayuno son, además, las que encontrarás en el menú semanal de hoy y que podrás descargarte al final de este artículo: un menú semanal sin pan y bajo en gluten con propuestas de desayuno, comida y cena.

IDEAS DE DESAYUNOS SIN PAN

Algunas propuestas sencillas, que podemos adaptar según la temporada:

- Desayunar a base de fruta fresca. Esta la podemos acompañar de un yogur vegetal, o con un pudding de semillas.
- Tofu en todas sus formas, especialmente revuelto o en tortilla con harina de garbanzo.
- Un cremoso de tofu con fruta fresca.

- Verduras al wok acompañadas de cereales como el arroz, el trigo sarraceno o el mijo.
- Porridge de avena o gachas, con cremas de frutos secos y fruta, ya sea fresca o en compota.
- Porridge frío u overnight oats (los cuales no tienen una traducción directa del español, pero les podríamos llamar 'copos de avena'), una versión sin cocinar que se hace muy rápidamente y a la que se puede añadir semillas, frutos secos y fruta para terminar de nutrirnos.
- Baked oats, o lo que es lo mismo, el porridge versionado al horno.
- Aguacate al horno relleno de tofu desmigado.
- Tostadas de boniato al horno.
- Tortitas de patata, muy fáciles de hacer y aptas tanto para desayunos dulces como salados.
- Batidos verdes, alternando siempre la verdura de hoja que utilicemos, añadiendo frutos secos, semillas y otros ingredientes nutritivos.

3 RECETAS DE DESAYUNOS SIN PAN

Aquí te presento tres recetas de desayuno sin pan ni harinas que te nutrirán y darán energía por las mañanas.

1. **TORTITAS DE PATATA (VERSIÓN DULCE Y SALADA)**

Las podemos acompañar con dulce o con salado, aunque con salado quedan muy bien y las podemos condimentar con nuestras especias favoritas, así como con ajo en polvo y perejil picado.

Son perfectas tanto por lo sencillas que son de preparar como por lo baratas que resultan, y se hacen mucho más rápido de lo que parece si tenemos patata enfriada en la nevera. Además, de este modo aprovecharemos su efecto prebiótico.

Ingredientes para dos raciones:

- 400 gramos de patata cocida o al vapor del día anterior
- 1 cucharada de aceite de oliva, linaza o nabina
- 1 cucharada sopera rasa de maicena u otro almidón, también puedes usar kuzu si lo ajustas
- 1 pizca de sal
- aceite o margarina para engrasar

Para la opción salada:

- 1 cucharadita de ajo en polvo

- 1 punta de cucharadita de pimienta negra recién molida
- 1 pizca de orégano / perejil / tomillo

Preparación:

- Pelamos las patatas, que deben estar ya cocinadas y muy blanditas. Las aplastamos bien, para que quede una masa sin trozos.
- Incorporamos la maicena o el almidón.
- Añadimos el aceite y las especias y acabamos de formar la masa.
- Dividimos la masa en cuatro y formamos pelotitas. Luego las aplastamos dándoles forma de tortitas redondas u ovaladas.
- En una sartén caliente engrasada, doramos nuestras tortitas de patata, en tandas si es necesario, y las servimos calientes con setas y verduras a la plancha, tofu revuelto o, en su versión dulce, mantequilla de cacahuete y fruta fresca.

2. DESAYUNO INGLÉS VEGANO

El desayuno inglés se suele servir con pan, pero si usamos las tortitas de patata que hemos hecho antes −a modo de croquetas de papa, que son pastelitos de papa− tenemos el acompañamiento perfecto para nuestras frijoles horneados o para el tofu revuelto.

. . .

Ingrediente para 1 ración generosa:

- 100 gramos de tofu revuelto
- 200 gramos de alubias blancas con tomate al horno
- 4-5 champiñones
- 1 tomate
- 1 o 3 tortitas de papa
- salchichas veganas a base de tofu o de legumbre, mejor si son caseras (opcional)
- salsas aptas para veganos como HP
- aceite de oliva
- pimienta
- especias al gusto
- sal común y sal kala namak

Preparación:

- En este caso, se trata de un plato combinado de diferentes recetas y preparaciones.
- Empezamos con las alubias blancas con tomate, que son un básico del desayuno inglés, pero no se pueden hacer por la mañana. Podemos hacer una buena cantidad, ya que se pueden congelar perfectamente. También se pueden comprar de lata, veganas y a muy buen precio.
- Para hacer las alubias blancas con tomate o

frijoles horneados, se cocinan las alubias al horno después de su remojo reglamentario (aunque algunas personas las hacen en la olla exprés). Al hornearlas, se condimentan con salsa de tomate, melaza (te sirve miel de caña o sirope de arce), cebolla y especias.

- Para el tofu revuelto, puedes seguir la receta de este revuelto con puerros, haciéndolo con o sin puerros, y obviando el pan con tomate. No te olvides la sal kala namak si te gusta el sabor a huevo que da.
- Los champiñones y el tomate los cocinamos a la plancha con un poco de aceite de oliva.
- También a la plancha haremos las salchichas, si queremos hacer el desayuno completo.
- Por último, nos tomamos una licencia y hacemos las tortitas de patata para acompañar el plato.

Se suele servir todo junto en un plato, con las frijoles horneados en un tarrito o sobre una tostada de pan, por lo que quedan genial encima de las tortitas de patata.

3. **BAKED OATS BÁSICOS**

Me gustan tanto las recetas de porridge en todas sus formas que no puedo dejar pasar la oportunidad de enseñarte a hacer esta avena al horno.

. . .

Se trata de una receta muy sencilla pero que necesita de tiempo, así que te recomiendo dejarla para el fin de semana o bien tenerla hecha y recalentar en el microondas, un cacito o con un golpe de horno.

Aquí te dejo la receta básica, pero es muy habitual rellenarla de fruta, compota, gotas de chocolate u otras delicias. Mi opción favorita es la compota casera de manzana.

Ingredientes para 2 raciones:

- 1 taza de copos de avena
- $\frac{1}{2}$ taza de leche de soja o avena
- 1 plátano maduro
- 1 cucharada de lino molido
- 5 g de levadura química
- 1 cucharadita de extracto de vainilla
- 1 cucharadita de canela
- 1 cucharadita de nuez moscada
- endulzante al gusto (puedes usar, por ejemplo, un par de cucharadas de miel de caña o sirope de arce, así como panela)
- margarina vegetal para engrasar
- algunos copos de avena, yogur vegetal y frutos secos (para decorar y acompañar)

9

La Importancia De La Cena
Cuando Estamos A Dieta

¿Por qué es importante cenar cuando queremos adelgazar?

"Estar a dieta" no significa saltarte comidas o sólo comer a base de verduras y proteínas. Es primordial que para conseguir unos óptimos resultados de tu dieta realices un mínimo de 5 ingestas al día, repartidas en: desayuno, media mañana, comida, merienda y cena. Tienes que saber que cada ingesta es importante en tu día a día, por lo que aquel antiguo y conocido dicho de: "Desayuna como un Rey, almuerza como un Príncipe y cena como un Mendigo" no es del todo cierto, puesto que la diferencia son sólo unas pocas calorías.

Es importante que sepas que comiendo 5 veces al día mantienes tu nivel energético más estable, por lo que a la cena llegarás más saciado/a sin tener esa sensación de vacío y en consecuencia comerás más "racionalmente".

Además, ¿sabías que con cada ingesta que hagas quemas calorías? A este efecto se le llama efecto térmico de los alimentos (ETA) o termogénica inducida por la dieta, y se refiere al aumento del gasto energético asociado al consumo, digestión y absorción de los alimentos. Este proceso variará en función de la cantidad y tipo de alimentos ingeridos, y puede llegar a representar un 10% de tu gasto energético total diario.

Muchas de las guías de nutrición comunitaria recomiendan que la cena debería aportar entorno al 20-30% del aporte energético diario, por lo que en una dieta estándar de 2000 kcal supone entre 400 y 600 kcal, aproximadamente.

Piensa que la cena, no sólo acaba de aportar las calorías que necesitamos diariamente, sino que también precede y nos prepara para afrontar un largo ayuno prolongado de 8 horas o más, y que tu cuerpo en reposo también consume energía para llevar a cabo las funciones vitales: respiración, bombeo del corazón... Por lo tanto, es primordial que no te saltes la cena, ya que, si acostumbras a tu cuerpo a quemar menos de las calorías que necesita en reposo, tu metabolismo se vuelve más eficiente energéticamente, por lo que tenderá a gastar menos para realizar las mismas funciones.

¿Qué hay de los hidratos de carbono en la cena?

¿Cuántas veces habrás escuchado el famoso mito de que los carbohidratos por la noche engordan?

No te dejes engañar por este constante mito sin ninguna base científica, puesto que los hidratos de carbono son necesarios en toda alimentación saludable y equilibrada, independientemente de si se trata de dietas de adelgazamiento o no. Estos deben suponer la principal fuente de energía de tu alimentación y es recomendable que consumas variedades de cereales integrales. ¡La clave está en las cantidades!

¿Cómo debe ser una cena equilibrada para adelgazar?

Es importante que seas fiel a la dieta mediterránea. Puedes hacerlo combinando alimentos ricos en hidratos de carbono complejos (cereales como el arroz o la avena, derivados de cereales como la pasta y el pan, tubérculos como la patata o las legumbres) con verduras y hortalizas, y aportando siempre algo de proteína, tanto de origen animal (huevos, pescado, carne) o vegetal (legumbres, tofu, tempeh, seitán…). Seguido de un postre que puede ser o fruta o yogur desnatado.

Es importante que utilices técnicas culinarias que requieran poco aceite. Las cocciones como la plancha, el papillote, el horno, los salteados en wok o al vapor, son cocciones sencillas, pero a la vez muy sabrosas, ideales para tus cenas.

No olvides acompañar la cena de agua como bebida principal y evitar las bebidas alcohólicas y zumos y refrescos, puesto que son ricas en calorías.

Aquí te voy a dejar 9 opciones para tus cenas:

CENA 1:

- Ensalada de rúcula y tomate.
- Gallo a la plancha.
- 2 rebanadas de pan integrales
- Postre: Yogur desnatado o 1 pieza de fruta.

CENA 2:

- Sopa juliana con fideos.
- Caballa con verdura al papillote (cebolla, espárragos, zanahoria).
- Postre: Yogur desnatado o 1 pieza de fruta.

CENA 3:

- Puré verde de calabacín y papas.
- Pechuga de pollo a la plancha + 2 biscotes.
- Postre: Yogur desnatado o 1 pieza de fruta.

CENA 4:

- Ensalada de veraniega de lentejas: pimiento rojo, verde, cebolleta, maíz dulce, pepinillos.
- Tortilla de berenjena.
- Postre: Yogur desnatado o 1 pieza de fruta.

CENA 5:

- Espárragos blancos aliñados.
- Rape al horno con patata y cebolla.
- Postre: Yogur desnatado o 1 pieza de fruta.

CENA 6:

- Ensalada de espinacas frescas y espirales de pasta integral con atún y gambas.
- Postre: Yogur desnatado o 1 pieza de fruta.

CENA 7:

- Ensalada de patata, cogollos con zanahoria rallada y brotes de soja.
- Brocheta de pavo con piña.
- Postre: Yogur desnatado o 1 pieza de fruta.

CENA 8:

- Parrillada de verduras: berenjena, pimiento, cebolla y espárragos trigueros.
- Papillote de merluza al horno con hierbas aromáticas y 1 patata pequeña.
- Postre: Yogur desnatado o 1 pieza de fruta.

CENA 9:

- Acelgas con garbanzos salteados.
- Revuelto de setas y gambas con 1 huevo.
- Postre: Yogur desnatado o 1 pieza de fruta

Conclusión

Como habrás notado este es un libro demasiado completo en cuestión de todo lo que se puede hablar respecto a las dietas o a la perdida de peso. Para mi es muy importante poderte dar consejos de como puedes lograr ese bienestar y los alimentos que te pueden ayudar tal como las especias como lo leímos en los primeros capítulos. En los cuales también te di diferentes ideas de platillos en los que puedes ocupar cada una de ellas.

Pero también es muy importante tocar hablarte de los riesgos que pueden existir en una dieta. Ya que muchas veces solitos queremos ponernos una dieta y eso no esta bien, siempre tenemos que acudir con un especialista y con su ayuda va a ser mucho más fácil lograr los resultados que tu esperas.

De igual forma siempre ten en cuenta lo importante que es la ayuda psicológica en tu proceso de bajar de peso.

Por experiencia propia te digo que a veces cuando los cambios son tan grandes y tan notorios puede ser difícil aceptar y querer a tu nuevo yo.

En mi caso, bajé 25 kilos en 10 meses y de verdad que hasta el día de hoy me sigue costando verme al espejo y poder aceptar que baje esa cantidad y que ahora soy completamente otra persona, hasta el hecho de poder ver mis huesos, mis muñecas, mis brazos delgados, ha sido un gran cambio y un gran desafío en mi vida. Del cual estoy muy orgullosa porque pude lograr lo que quería, pero vaya que es un proceso largo el cual te invito a que, si en verdad lo quieres, lo hagas y disfrutes por todo el proceso por el que hay que pasar.

Por último, recuerda que no existe ningún cuerpo perfecto, todos somos diferentes y todos reaccionamos de diferente manera. Eso sí, intenta siempre que los cambios que quieras sean para bien y por salud, eso es lo más importante. No olvides que quien tiene que estar contento con cualquier decisión, debes de ser TÚ, mientras tú te sientas bien no vas a necesitar nada más.

¡Ahora ve y busca esa felicidad que tanto anhelas!